JN098178

Life Kinetik®

Bewegung macht Hirn

Horst Lutz
Kaori Shigeta

脳が活性化する世界最先端の方法

ホルスト・ルッツ
繁田香織 ―― 訳

ダイヤモンド社

Life Kinetik® – Bewegung macht Hirn

by

Horst Lutz

まえがき

今、あなたがどのような思いでこのページを開いたのか、私にはわかりません。

ただ、私はどのような本でも最初のほうを読むだけで、その本が自分にとって興味深い本なのかどうかを知ることができたらいいと思っています。

もし、あなたも同じように考えているのであれば、まずはご自身が次の項目に当てはまるかどうかチェックしてみてください。

□ 思いがけず知り合いに会ったときに、その人の名前がすぐに出てこないことがある
□ とくに最近、物事を覚えておくことができなくなってきた
□ 大切な人の誕生日を忘れたことがある
□ 細かい作業がうまくできないことが増えてきた
□ あなた自身あるいは、あなたの子どもが物事に集中できないことが増えてきた
□ 職場の雰囲気に不満を感じている
□ 自分の能力に限界を感じ、すでにやる気を失っている（燃え尽き症候群）
□ もっと笑ったり、楽しんだりしたい
□ あなた自身あるいは、あなたの親族が認知症と闘っている

□ 何かをしている間に気が散ることが増えてきた
□ もっと迅速に行動できるようになりたい
□ ストレスや荷が重いと感じることが増えてきたので、その状況を何とかしたい
□ 何か新しいことに挑戦してみたい
□ つねに完璧を目指している
□ 創造性が失われてきている、あるいは自分の創造性にまだ満足していない
□ 高齢になっても精神的、身体的に健康でいたい
□ ほかの人と一緒にもっと何かをしてみたい
□ 好奇心が旺盛だ
□ マルチタスク（複数の作業を並行して行なうこと）が思うようにできない
□ あなた自身あるいは、あなたの子どもが読み書き能力、算数の能力に問題がある
□ 転倒するなどして、ケガをしそうになることが多い
□ あなた自身あるいは、あなたの子どもがＡＳＤ（自閉症スペクトラム障害）あるいは、ＡＤＨＤ（注意欠如・多動性障害）である
□ 仕事を変えたい
□ 外国語や楽器をもっと楽に習得したい
□ 子どもと孫も含めて皆で、同じことに挑戦してみたい

□ 孤独な生活をしているため、楽しめることや気分転換になることを見つけたい
□ 事故を引き起こした後、しばらく経ってから被害者に気づいた
□ 経営者として、従業員の作業能力を維持あるいは向上させたい
□ トレーナーあるいは教師として、教え子に最良の教育を施したい
□ 重度の脳の病気に見舞われた後で、まだ完全には回復していない
□ 教師として、授業規律を正したい
□ スポーツ選手として、つねに自分のパフォーマンスを向上させていきたい
□ フィットネスクラブを経営しており、他とは一線を画すプログラムを顧客に提供したい
□ 俳優であるが、明らかに台本を覚えられなくなってきている
□ サラリーマンとして、つねに「会社から必要とされる人材」でいるために何かをしたい
□ 年金生活者であり、孫と一緒に何か有意義なことをしたい
□ 人命にかかわる仕事（警察官や消防士、医師など）をしているため、仕事でミスをしないようにしたい
□ アーティストであるが、よいアイデアが浮かんでこなくなってきている
□ 学生であり、退屈な毎日にうんざりしている
□ 理学療法士として、従来とは異なる治療法も取り入れてみたい

もし、あなたがこれらの項目に1つも該当しなかったら、あなたはきっとこのような人でしょう。

「〝不快な〟ストレスをまったく感じておらず、よく笑い、決断することをいとわず、決して疲れることなく、いつも機嫌がよく、高齢になっても物事をはっきりと理解できるようにきちんと自分自身をケアしている自信のある人」

そうだとしたら、現時点では、あなたにとって本書は単なる娯楽本でしかなく、今後の生活状況次第では何らかの助けになるかもしれないという程度のものでしょう。

しかし、それ以外の人にとっては、本書は必需品になるはずです。本書によってあなたは、生活を改善したり、生きがいのある生活をより長く送ったりすることができるようになるでしょう。

あなたは「そんなの大げさだ」と思っているかもしれません。では、私は本書の最後にもう一度あなたに、この私の言葉が大げさだったか聞いてみましょう。

本書に書かれているライフキネティックとその適用分野に関する情報は、4歳以上の人であれば誰にでも役立ちます。

あなたもほぼ確実に本書の対象読者のはずです。ぜひ本書を読んで、ライフキネティックとは何なのか、どのように身体に作用するのか、なぜ作用するのか、どのようにしてあなたの生活を改善することができるのかを知ってください。

本書だけで、「よりよい」生活の20％をつくり上げ、残りの80％をつくる計画表も手に入れることができます。

つまり、本書では次のようなことも知ることができるのです。

- どうしたら、高齢になっても魅力ある生活を楽しむことができるのか？
- もっと楽に日常生活を送ったり、夜にリラックスしたりすることができるのか？
- もっと友人を増やし、いろいろなことに敏感になり、脳の健康を保つことができるのか？
- どうしたら、交通事故などの危険な状況を回避したり、危険な状況に陥ってもそれに完璧に対処したりすることができるようになるのか？

さらに本書には、ライフキネティックを実践した体験者や著名人の声が掲載されています。その人たちのビフォーアフターがわかります。

そして、脳の働きに関する非常に多くの事実やエビデンスを知ることができ、それらをもとにどう行動していけばいいかがわかります。

ところで、あなたにとって「よりよい生活」とは、いったいどのような生活なのでしょうか？

今のあなたの生活の中で、よりよくしたい、あるいは悪くなってほしくないと思っていることはありませんか？

この質問に答えるのに、これから紹介する体験者の声が役に立つかもしれません。

プロサッカークラブで初めて採用（ユルゲン・クロップ：現在、リヴァプールFCの監督）

「ライフキネティックは、近年の仕事で見つけたものの中で、一番興味を持ったものだ。プロサッカークラブの中では、私たちのクラブが初めてライフキネティックをトレーニングに取り入れたが、その瞬間に新しい扉が開いたんだ。ライフキネティックは恐ろしいほど強力な助っ人だよ。皆さんにもお勧めするよ！」

楽しいエクササイズで、家族皆で笑い合える（ダニエラ・シュタイネルト）

「私たちの幼稚園でライフキネティックを取り入れた後、私はすぐに自宅でも行なうようになりました。自宅では娘が中心となって動き、エクササイズの合図として『電車』『バス』『車』と叫んでいます。ライフキネティックを行なうようになってから、娘が家族のちょっとしたことにもすぐに気づき、速やかにそれを言葉で言い表わせるようになったのです。これには、本当に驚きました。しかも、ライフキネティックはものすごく楽しいエクササイズなので、家族皆で笑い合えるのもいいですね」

車の運転で周りの状況により早く対応できるようになった（リタ・ベーム）

「ライフキネティックを始めてから、以前よりもずっと落ち着いて車を運転できるようになり、ほかの車など周りの状況により早く対応できるようになったわ」

自分の身体の動きを意識するようになった（フランク・シュトルプ：シーメンス社部長）

「私は、ライフキネティックを行なってから自分の身体の動きをより意識するようになりました。今では、急いでいるときこそ、自分に『慌てず、きちんとやろう』と言い聞かせるようにしています」

家で勉強しないのに娘の成績が上がった（ヴォルフガング・プファイル：地方自治体職員）

「私の長女ミシェルは学習能力が低く、先生は娘を特殊学校に入れようとしていました。しかし、私はそれには従わず、ライフキネティックのトレーナーの資格を取って娘に指導し始めたのです。すると、それから3か月も経たないうちに娘の小学校の成績が6教科とも上がりました。家ではほぼまったく勉強していなかったにもかかわらず、そのような変化が見られたのです。

また、集中力もすごく上がりました。現在、彼女はパン職人の見習い修業をしており、職業学校では特別支援教育を受けていなくても、つねに好成績を保っています。次女のアンゲリナは、文章を読むことに大きな問題があったのですが、ライフキネティックを行なってから、その問題はほぼまったくなくなりました。ライフキネティックに感謝しています！」

私の夫が脳卒中で失った能力を取り戻している（エリザベス・アン・シュミット）

「私の夫ヨッヘンは、脳卒中を起こした1年後に、担当医の勧めでアドルフェ・ディオプさんのトレーニングを始めることになりました。ディオプさんは、何事にも精力的で、生きる喜びにあふれ、夫に次々と新しいエクササイズを提案してくれます。その彼の人柄とトレーニングのおかげで、夫は失った能力を取り戻しています。現在、トレーニングを始めてから10か月が経ち、以前と比べて、夫の精神状態もかなり落ち着いてきました。そして、頭と目を左方向へ回転させたり、周りの状況をはっきりと認識したりすることができるようになったのです。

脳卒中直後は、こうしたことができませんでした。夫は、〝アディ〟が家に来てくれることをいつもとても喜んでいるんですよ。夫はトレーニングを通して、物事に集中することも学んでいます。ですから、夫にとって、とてもきついトレーニングですが、すごく楽しいトレーニングでもあるようです。トレーニングを始めてから半年後に、家族や友人、以前の職場の同僚がお見舞いに来てくれ、そのときに誰もが、『ヨッヘンはずいぶんとよくなった。短期間のうちにこれほどまでよくなるなんてすごい』と言ってくれたのです。皆もそのように夫の快方を認めてくれて、私も夫もうれしい気持ちで一杯です」

障害を持つ娘の状態がよくなった（ウルリカ・エメリックス：スウェーデン、イェーテボリ）

「私の娘アクシアは、生まれたときから失行と自閉症、ＡＤＨＤ、軽度の知的障害があります。そのため、身体を思うように動かすことが難しく、言語障害もあります。

でも、ライフキネティックを始めてから娘の状態がすごくよくなってきたのです。集中したり、話を聞いたりする能力が上がり、私には娘がほかの人と意思疎通ができているように見えます。

また、バランスをとる能力と、複数の部位の動きを協調させる能力も非常に上がったので、日常的な行動を以前よりもずっと楽にできるようになり、動きのスピードも速くなりました。

さらに、理解する言葉が増え、よりスムーズに声が出るようになり、気持ちを言葉で表わす能力も明らかに改善しました。これまで母音しか声に出せなかったのに、最近は子音も発するようになってきたのです。

本人も自分の能力が上がったことをわかっていて、トレーニングをしたがります。娘は、最初は5～10分間しかトレーニングできなかったのですが、今では通常の大人が行なう時間とまったく同じ時間をかけてトレーニングしています」

集中力が増し、ストレスに対して強くなった

（ハンス・ヒンケル：起業家）

「私の場合は、ライフキネティックによって集中力が増し、ストレスに対して強くなりました。そして、より自信を持って積極的に前へ進むことができるようになりました」

手から滑り落ちたものをすぐにつかめた

（ヴォルフガング・マルクスライター）

「片方の手から滑り落ちたものを、反対の手ですぐにつかむことができるようになったんだ。ライフキネティックをする前は、そんなことはできなかったよ」

車を〝まっすぐ〟駐車できるようになった

（イングリト・ハック）

「私にとっての1番の成果は、車を〝まっすぐ〟駐車できるようになったことよ。歩道沿いに駐車する際に、以前は車を動かしている間に、車が歩道に対して斜めになっているのか、きちんと平行になっているのか、自分ではよくわからなくなっていたの」

息子の病状がよくなった（ミリアム・ヴォールファールト：ライフキネティックのトレーナー）

「私は8か月前から14歳の少年にライフキネティックのレッスンを行なっています。彼は、集中力の問題を抱えているということでレッスンを受け始めました。その集中力はすでに改善し、彼は私のレッスンを毎回、楽しみにしてくれています。

ただ最近、彼の母親から電話で次のような報告を受けたのです。

『じつは、息子は多発性硬化症であり、これは今のところ、治癒はせず、進行を遅らせることしかできない病気である。息子には理学療法はたいして効果がなく、理学療法よりもライフキネティックのレッスンのほうが楽しいようなので、理学療法は最低限にまで減らし、ライフキネティックのレッスンを続けている』と。ただ、直近の検査の後、医師から『私には理由がわからないのだが、彼の病状がほんの少しではあるもののよくなり出した』と言われたそうです」

Life Kinetik® 脳が活性化する世界最先端の方法　目次

第3章

第4章

第5章

第6章

ライフキネティックで脳細胞同士のつながりを増やす

第7章

ライフキネティックで生活を改善できる

第8章

脳全体を鍛えていくライフキネティックの全貌……113

第9章

知覚と動きと認知能力を一緒に高めていく……121

第10章 ライフキネティックはできないことがメリットになるエクササイズ

第11章

脳と体の老化を楽しみながら食い止める

第12章

子どもからお年寄りまで同じことができるライフキネティック事例集

本文中の（ ）は原注を、〔 〕は訳注を表します。
Life Kinetik®は登録商標で、本文内はライフキネティックで統一します。

第1章

あらゆる能力が向上するライフキネティックの成り立ち

どのようにしてライフキネティックが生まれたのか

ライフキネティックに興味を持っていただけて、うれしいです！　ライフキネティックによって私の人生が変わったのと同じように、あなたの人生も変わるかもしれません。

２００４年から、私にとっては夢のようなことが起こっています。ライフキネティックエクササイズの種類は２０００以上にまで増え、それぞれのバリエーションも含めると、今や数百万にもなります。

また、ライフキネティックがメディアで取り上げられることも多く、これまでにテレビやラジオで40回以上、新聞や雑誌で１００回以上紹介され、私が書いた本が４冊出版されました。私たちのホームページを新たに見てくれる人は毎月１万５０００人以上。現在、ライフキネティックは18か国以上で行なわれ、世界中で４０００人以上のトレーナー、30人以上のアンバサダーがいます。

ほかにも、10以上の学校（ライフキネティック公認）、ドイツ赤十字社幼稚園、12の母子生活支援施設が、ライフキネティックをカリキュラムに取り入れています。さらに、ドイツのプロサッカー連盟に加入しているクラブの半数以上に、ライフキネティックのトレーナーが在籍しており、ドイツハンドボール連盟やドイツホッケー連盟、ドイツスキー連盟のトレーニングにもライフキネティックが導入されているのです。

そして私たちは、なんとダイムラーやＢＡＳＦ、シーメンス、ヒューレットパッカードなどの企業とも業務提携しました。

これは、私たちライフキネティックチームにとって、まさに夢のような状況なのです！

しかし、これまですべてのことがうまく進んでいたわけではありません。これらの成功は、私の苦い経験から生まれたものなのです。私は職業柄、自分の運動能力が平均以上だと思っていたのですが、慣れない動きから別の動きにすばやく移ろうとすると、どう動けばいいのかまったくわからなかったのです。ただ、少し集中して練習すると、すぐにできるようになりました。

そのような経験をするうちに、次のような疑問がわいてきたのです。

「なぜすぐにできないのだろう？」

「このとき、私の頭の中では何が起こっているのだろう？」

「そのことは私の生活にも影響を及ぼすのだろうか？」

その答えを調べているうちに、「学習と神経科学」というテーマにたどりつきました。

脳内では脳細胞同士がつながり合い、ネットワークをつくって情報をやりとりしていますが、何かを習得するということは、そのためのネットワークを新たにつくることであると知りました。つまり、ある脳細胞がさらに別の脳細胞ともつながったり、新しい脳細胞（神経細胞）がつくられて新たなつながりができたりするのです。

神経科学では、このように脳が変化する特性を「神経可塑性（かそせい）」と呼んでいます。しかし、脳がつねにこのように変化してくれるとは限りません。神経科学やその関連の研究から、脳内でドーパミンが放出されると、神経可塑性がうながされ、運動に関連する学習プロセスが始動することがわかっています。そして、ドーパミンを放出させるためには、「慣れていない動きを練習すること」と、「やっと達成できたという気持ち」がもっとも重要となってくるようです。

つまり、新しい動きを練習して、その動きができるようになると、脳細胞同士のつながりが増え、脳が活性化されるのです。ただし、脳細胞同士のつながりを増やし続けるためには、つねに慣れていない新しい動きを練習していかなければなりません。ですから、練習してその動きに慣れてしまったら、ほかの新しい動きに切り替えていく必要があります。

ライフキネティックの開発

こうした「慣れていないこと」を練習していく方法は、体育教師であり理学療法士でもあるヴィンフリート・メックによってすでに考案され、「ブレインフロー法」と名づけられています。私はこのブレインフロー法の独占権を得て、これをさらに発展させ、脳を活性化する手法として「ライフキネティック」を開発しました。

そして、それを人々に伝授するために小規模なトレーニング講習会を行なうようになったのです。その頃、幼なじみであるヨーゼフ・バウアー（劇場の元音楽監督兼総支配人、300万枚の売り上げを誇るレコードレーベルを保有）がセミナーセンターをオープンするという話を聞いたので、彼に会うことにしました。その再会時に、なんと彼は「君のトレーニング法はすばらしい！　これは絶対に広めなければならない。私がトレーナーを養成する組織をつくって、その組織を管理するよ」と言ってくれたのです。

そして、彼はきちんと有言実行してくれました。ですから、今日ライフキネティックがこうして存在できているのは、私のアイデアのみによるものではなく、前述のブレインフロー法（コンセプトの5％を占める）とヨーゼフ・バウアーのすばらしいマネージメント、それに機能検眼士のジークムント・シガラやシュテファン・ベルナー、打楽器奏者であり律動学者であるヴォルフラム・ヴィンケルなど専門家のアドバイスのおかげなのです。

ライフキネティックが注目されたきっかけ

さて、こうして2007年2月からトレーナーの養成も始めることになりました。その1年後にライフキネティックがブレイクしたのですが、事の始まりは2006年の夏に私が企画した同窓会でした。そこで、ドイツスキー指導者連盟の会長である元学友ヴォルフガング・ポールと再会したのです。

彼は、登山ガイドであり、スキー指導員の教師でもあります。その場でのやりとりの中で、彼は「アルペンスキーのフェリックス・ノイロイター選手がライフキネティックをすれば、試合でもっと成果が出せるようになるはずだ」と断言したのです。当時フェリックスは、スラロームでコースから外れてしまうことが多くあり、ヴォルフガングはそれをライフキネティックによって改善できると考えたのです。

じつはヴォルフガングはノイロイター家の古くからの友人で、その1年後に、フェリックスと彼の父親のクリスティアンを私に紹介するために、私たちを家に招待してくれました。フェリックスと彼の父親は、その時点では、自分たちがまだ知らないトレーニング法があるとはまったく想像もしていなかったはずです。私は、彼らにそのトレーニング法を早く教えたくなり、早速、典型的なライフキネティックのエクササイズ、パラレルボール（147ページ参照）を披露しました。それまで、このエクササイズを予行演習なく一発でできた人はいませんでした。

しかし驚いたことに、フェリックスはそのエクササイズをミスなく簡単に行なうことができたのです。彼の父親は「ほら、フェリックスはそんなの簡単にできるんだよ。そんなの特別なエクササイズじゃないってことが、君にもわかっただろう!」と言ってきました。ここで黙ってはいられません。私はすぐに、「これは入門編にすぎません。基本的な動きは誰だってできます! これからが本当のトレーニングエクササイズです」と反撃しました。そして、私は80ものバリエーションをすっ飛ばして、フェリックスが絶対にできないと思われるエクササイズを、フェリックスに行なってもらったのです。

すると、フェリックスと彼の父親の様子が一変しました。彼らは、ライフキネティックには多くの可能性が秘められていることに気づいたのです。

2週間後、私たちはフェリックスへの指導を開始しました。フェリックスは、それまで全大会の半数以上で失格になっていたのですが、2007/2008年の冬には全大会で成果を出すことができました。

彼はさまざまなインタビューで、「成果が出せたのは、ライフキネティックによるところが大きい」と語ってくれました。そして、そのインタビューから、ドイツのテレビ局である

ＺＤＦがライフキネティックに注目するようになったのです。

まずは、ＺＤＦのスキー専門リポーターであるミヒャエル・プフェッファーが、ライフキネティックに大きな関心を持ってくれました。彼は、フェリックスがワールドカップに初めて出場したときから、フェリックスの活躍を現地から伝えています。そして、２００８年にイタリアのボルミオで行なわれたワールドカップ決勝戦で、フェリックスは彼からのインタビューを受け、ライフキネティックについて説明したのです。

すると、その日から信じられないくらいライフキネティックがメディアから注目を浴びるようになりました。急に、大勢の人がライフキネティックに興味を持ち出したのです。その反響からＺＤＦの「お昼のマガジン」と「テレビガーデン」という番組でも、ライフキネティックが取り上げられました。

私たちライフキネティックチームにとっては、これだけでも十分に喜ばしいことだったのですが、さらに、このボルミオからの生中継は、ライフキネティックの発展に大きくかかわる重要な出来事のきっかけとなりました。その重要な出来事は、半年後に起こりました。

ユルゲン・クロップ監督との出会い

２００８年9月26日、私はセミナーセンターでトレーナー候補者に指導していました。すると突然、スタッフのマリアが入ってきて、私たちのやりとりをさえぎって、「ブンデスリーガのボルシア・ドルトムントで監督をしていらっしゃるユルゲン・クロップさんからお電話です！」と言ったのです。

もちろん、そのようなことが現実に起こるなんて信じられません。私はすぐにドッキリ番組だと思い、クールに「彼に言っておいて。またかけ直すって」と気のない返事をしたのです。

その少し後の休憩で私が事務所に行ったら、マリアが私に電話番号を書いたメモを渡してきました。私は仕方なく彼女のジョークに付き合い、電話番号を押したところ、なんと本当にユルゲン・クロップ監督が電話に出たのです。ものすごくビックリしました！

彼はテレビで、私とフェリックス・ノイロイター選手が一緒に出演している番組を見たというのです。そのときフェリックスが、ライフキネティックという新しい種類のトレーニング法によって、いかに自分の競技成績と生活が向上したかを熱く語っていたそうです。クロップ監督は、「それを聞いて、自分の選手たちにも同じような経験をしてもらいたいと思った」と言いました。

つまり、ライフキネティックで選手の能力を高め、試合に勝つ可能性を上げたいというのです。4日後に、私たちはドルトムントで業務提携のための契約を結びました。

その後、彼のクラブは、ブンデスリーガとDFBポカールでダブル優勝、さらにUEFAチャンピオンズリーグへの出場も果たしています。彼は、このようなボルシア・ドルトムントの成功を支えた欠かせない要素の1つとして、ライフキネティックを挙げてくれています。

でも、じつは私たちもクロップ監督にずいぶんと助けられました。彼は、自分の考えをいつもオープンに語ってくれましたし、さらに、ほかのサッカー監督にも私を紹介してくれたのです。本当にありがたかったです。彼は、ブンデスリーガの監督フォーラムで私がプレゼンテーションをする機会までつくってくれました。

また、ZDFのスポーツ報道番組でライフキネティックに関する報道企画が持ち上がったときに、彼もその場に同席してくれました。リポーターのミヒャエル・プフェッファーが、これまでにないトレーニングメソッドを番組で紹介しようと、ボルシア・ドルトムントのキャンプ場にクロップ監督とノイロイター選手、それにライフキネティックのスタッフを集めるという企画を提案したのです。

プロサッカークラブの監督であるディーター・ヘッキング、ロビン・ドゥット、トーマス・トゥヘル、エヴァルト・リーネンらもクロップ監督のアドバイスを受け入れました。そして、ノイロイター選手とボルシア・ドルトムントの成果によって、スポーツ界全体がライフキネティックに関心を持つようになりました。今や、ライフキネティックを導入していないスポーツ種目はほぼないといってもいいでしょう。

ドイツから世界へ

このようなドイツ国内の反響により、国際的にもライフキネティックが注目されるようになってきました。なんとドイツから非常に離れている日本やアメリカ、カナダ、オーストラリアで関心を呼んだのです。これには、驚きました。

日本では、企業家の野田史が体験後すぐにライフキネティックのよさに気づき、日本支部としてのライセンス契約を結びました。彼は、熱くこう語っています。

「私は、長年、バルネオテラピー（温泉療法）やタラソテラピー（海洋療法）を通して日本人の健康にかかわる仕事をしてきました。ですから、私がライフキネティックを初めて体験したとき、この新しいトレーニング法は身体だけでなく精神の健康の向上にもつながると、すぐに確信できました。ライフキネティックを通して、日本社会のあらゆる分野の改善に貢献することができれば、光栄に思います」

無限の可能性を持つ国アメリカでは、このことが現実になる可能性がさらにあるでしょう。マーク・ディロン（ライフキネティック米国支部の代表・最高経営責任者）は、２０１６年にオーランドでライフキネティックの事業を開始しました。彼は、ライフキネティックに情熱を注いでおり、ライフキネティックについて次のように語っています。

「どのような生活環境の人でも、ライフキネティックによって能力を高め、生産性を上げることができます。その点で、ライフキネティックのコンセプトは完璧です。

また、ライフキネティックはハイテクな設備を必要としないのがいいですね。それに、これまでのトレーニングプログラムやトレーニングの流れを止める必要もありません。それらにライフキネティックを問題なく組み入れていくことができます。ライフキネティックによって生活のあらゆることが改善する可能性があり、しかもそれを楽しんで行なえるので、皆、レッスンを楽しみにしています。ライフキネティックのプログラムは、すでにアメリカの学校やスポーツクラブ、大学、高齢者施設、さらには職場にも取り入れられています。どのような人でも、ライフキネティックによって生活が改善しますよ！」

スポーツ以外の分野でも多大な効果を発揮

ヨーロッパでも、ライフキネティックのニーズが非常に高くなってきました。スウェーデンで私たちとライセンス契約を結んでいるビョルン・フォグハンマルが、ライフキネティックをブレイクさせたことも、そのことに影響しています。彼らが指導していたプロサッカークラブが驚くべき成果を出したのです。イエーテボリを本拠地とするサッカークラブ「ＢＫ

ヘッケン」がクラブ史上初となるスウェーデンカップ優勝を果たし、「IFエルフスボリ」は長い停滞期の末、ついにスウェーデンのトップリーグで優勝しました。どちらのクラブも、そのシーズン中ずっとライフキネティックのトレーニングを行なっていたのです。

ビョルンらのライフキネティックチームは、ライフキネティックをスカンジナビア人にとってもっと身近なものにしたいと考えています。そして、ビョルンはこう語っています。

「私はライフキネティックのおかげで、毎日とても充実した生活を送ることができています！

ライフキネティックに関しては、すでにあらゆることを行なってきました。トップアスリートへのプライベートコーチング、シニア向けのグループレッスン、子どもや障害者向けのライフキネティック教室、そしてトレーナーの養成、とさまざまです。

私にとってライフキネティックを指導するのは魅力的なことですが、その指導から逆に得ることも多く、それも仕事のやりがいにつながっています。

ライフキネティックのコンセプトは非の打ちどころがないほど、ものすごくよく考えられているので、それを広めるトレーナーを私が養成し、送り出すことができるというのは、本当に光栄なことだと思っています。

私は、レッスンを受けている人と同じくらい、ライフキネティックからたくさんの喜びと楽しみをもらっています。このような仕事をしながら日々を過ごせるなんて、最高です。私は、この仕事が大好きで、ライフキネティックをスウェーデンで広めることに誇りを持っています！」

私たちライフキネティックチームは最初から、ライフキネティックがスポーツ以外の分野でも多大な効果を発揮すると思っていました。ですから私たちは、認知症と闘っている世代、そして学校でのストレスと闘っている世代の人たちを少しでも助けるために、ボランティアで教師などの教育者、高齢者施設の介護者にライフキネティックを教えることにしたのです。ただ、公共の施設で、商業としても提供しているトレーニングを勧めるのですから、そのよさが認められるまでは、さまざまな困難に直面し、それらを乗り越えていかなければいけませんでした。

しかし、今では１０００人以上の教育者が子どもたちにライフキネティックを教えており、子どもたちと一緒にトレーニングの成果を喜んでくれています。

また、ＡＤＨＤ（注意欠如・多動性障害）の専門クリニックも、私たちに全幅の信頼を寄せてくれています。私たちの夢は、すべての学校、幼稚園、高齢者施設にライフキネティックを行なってもらうことです。その夢がゆっくりと現実になってきているのです！

さらには企業も、ライフキネティックには、従業員の健康管理に役立つプログラムがあることに気づいてきました。毎日10分間、職場でも簡単に行なえるプログラムです。このプログラムによって、従業員がさまざまな仕事を楽にこなせるようになるはずです。誰でも、ライフキネティックのメリットを享受できるのですから！　あなたもですよ！

第2章

脳内ネットワークを改善し、脳のあらゆる領域を活用させる

運動が脳をつくる

ライフキネティックがどのようにして生まれたのか、もうおわかりですね。もしかしたら、あなたはライフキネティックの説明をすでにどこかで読んだことがあるかもしれませんが、私はそれだけではライフキネティックを正しく理解することはできていないのではないかと考えています。ですから、この本を通して、ライフキネティックについて正確に知ってもらいたいと思っています。

ただ、ライフキネティックの理論は非常に説明しづらいものなので、まずはあなた自身がエクササイズを行なうことで、「ライフキネティックとはどのようなものなのか」を体感してください。そのほうが、ライフキネティックについてよくわかってもらえると思います。では、とても簡単なエクササイズから始めてみましょう。心配することはありません。このエクササイズの基本的な動きは、誰でも知っているものです。「上体を左右、前後に傾ける」という動きで、楽しみながら行なえます!

次に示した順番通りに、上体を傾けていきます。「左」では、上体を「←」の方向に、「右」では、上体を「→」の方向に傾けてください。さあ、始めてみましょう。

左―右―前―後ろ―右―後ろ―左―前―後ろ―右

その調子です。うまくできたのではないでしょうか。そう、エクササイズの基本的な動きは、誰にでもできます。まずは、できたことでいい気分になることが重要なのです！

でも、すぐに次のバリエーションに移ってください。次は、写真の私があなたのトレーナーです。目の前に立っていると思ってください。私の上体の傾きは、あなたの上体を傾ける方向を示しています。

つまり、私の上体があなたの方向に向かって前のめりになっているときは、あなたは自分の上体を後ろに傾けます。あなたから見て私の上体が左に傾いているときは、あなたの上体も左に傾けます。写真で示すと、下記のようになります。

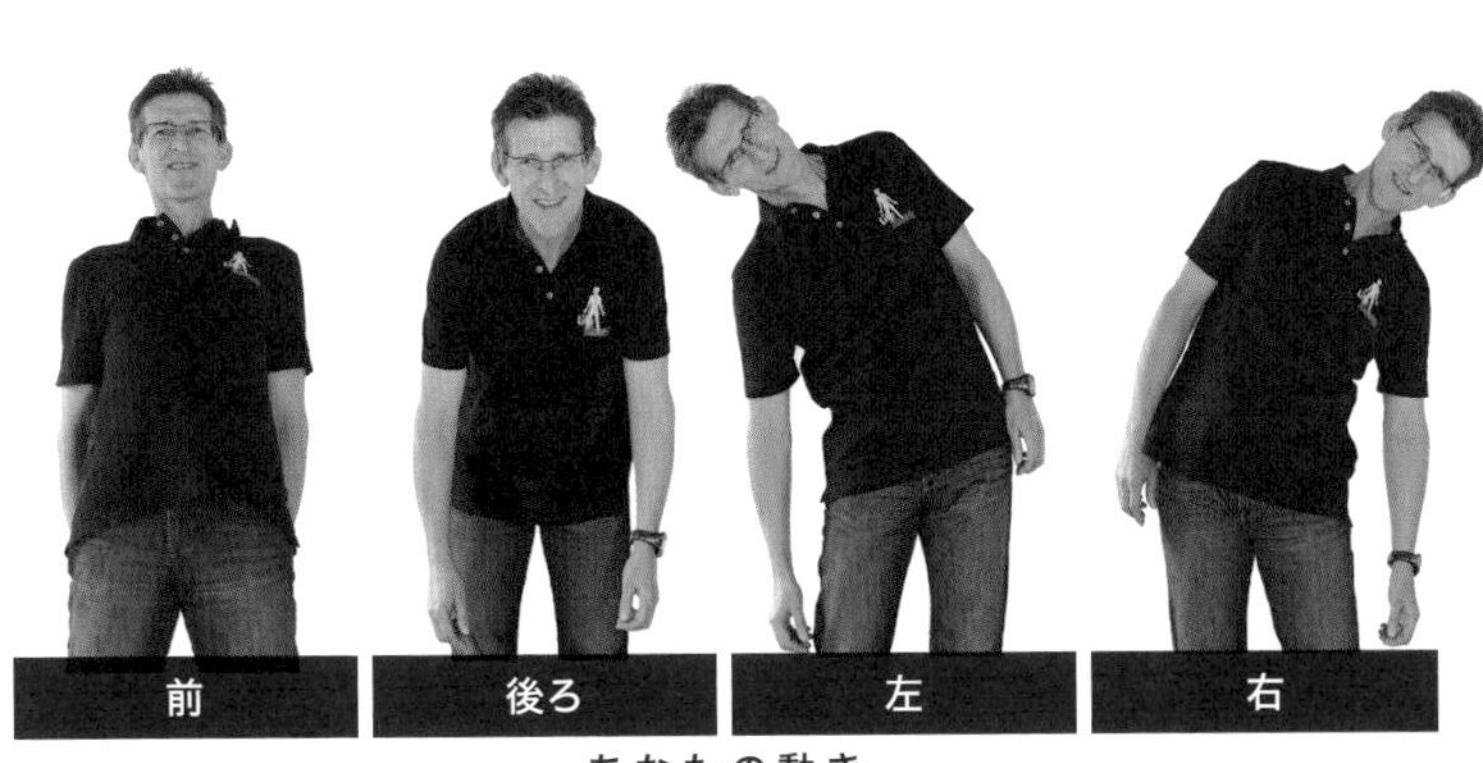

あなたの動き

さあ、始めてみましょう！　次の順番に従って、あなたの上体を傾けてみてください。

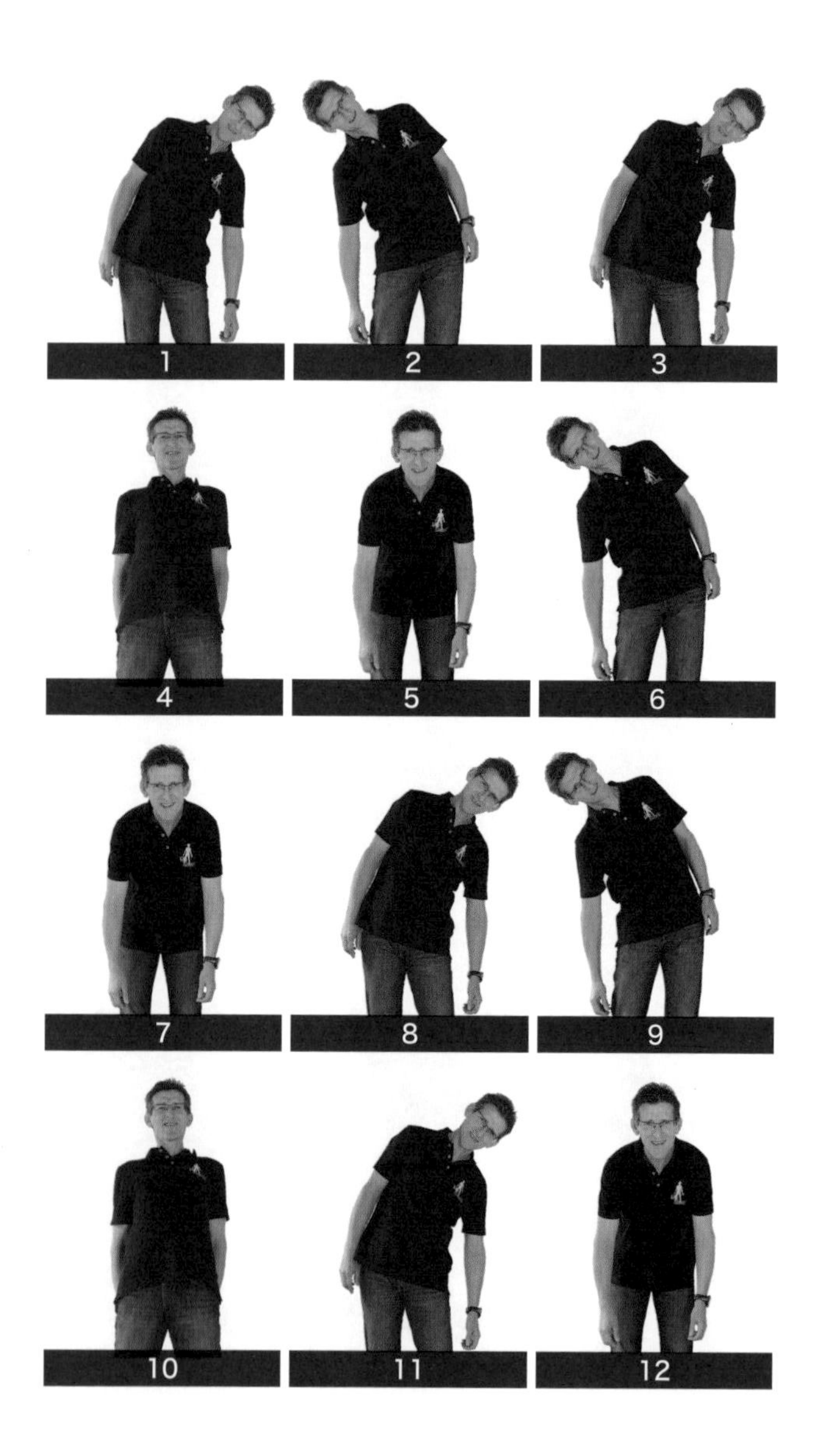

完璧にできましたか？　写真の5、7、12では、あなたの上体を後ろに傾け、写真の4、10では、前に傾けましたか？　あるいは前後も、左右に傾けるときと同じように、私と同じ動きをしてしまいましたか？　ここが、このエクササイズの難しいところなのです。上体を左右に傾ける動きは、鏡に映した自分の姿を見ているように行なえばいいので簡単です。そのため、この動きでは、脳のほんの一部しか使われません。

しかし、前後の動きでは、あなたは私の動き、つまり「鏡に映っている自分の動き」と逆の動きが求められているため、脳内で「鏡に映っている自分の動き」を逆にするという情報処理を行なわなければいけません。そのためには、さまざまな脳の領域が連携して活動する必要があります。

数字と色を使った2つのエクササイズ

次のバリエーションでは、ほかの脳領域を活動させていきます。抽象的なものを認識し、その情報を処理する能力を鍛えていきましょう。上体を傾ける方向に数字をつけていきます。

【ルール1】　後ろ＝1、前＝2、左＝3、右＝4

この組み合わせを覚えてください。覚えたら、この【ルール1】の一行を何かで隠してください。では、あなたの上体を次の数字の順に傾けていきましょう。

3―1―4―2―4―2―3―1―2―1―3―4―3―2―1

今回のほうが簡単にできるかもしれません。私たちは、この4つの数字の情報をすぐに記憶できるワーキングメモリという能力を持っているからです。この能力を働かせれば、5～9つの情報を覚えておけるので、4つの情報を覚えることなど、たいしたことではないのです。

また、物事を数字で考える傾向がある人のほうが、画像で考える傾向がある人よりも、このエクササイズを簡単に感じるでしょう。あなたがどちらのタイプか、色を使ったエクササイズで検証してみましょう。

【ルール2】　後ろ＝青、前＝緑、左＝黄、右＝赤

さあ、今度は色との組み合わせです。始める前に、【ルール2】の一行を何かで隠してください。では、行きましょう。

青―黄―緑―赤―黄―青―緑―赤―黄―赤―緑―青―赤―黄―青―三

最後の「三」が左を意味することをまだ覚えていましたか？　脳はできる限り無駄のないように働こうとするので、おそらくそのことをもう忘れてしまっているのではないでしょうか。私たちは、「もう必要ない」と思ったものは、すぐに隅のほうへどけてしまうのです。でも、私は「数字はもう必要ない」とは言っておらず、「今度は色との組み合わせです」としか言っていないはずです。

あるいは、あなたは緑色を意識して、数字の「三」に気づかなかったかもしれません。もしそうだとしたら、あなたは物事を数字よりも画像で考える傾向があるといえるでしょう。

数字と色を組み合わせたエクササイズ

次のエクササイズでは、色と数字を組み合わせていきます。ここでは、８つの情報を覚える必要があります。そのためには、あなたのワーキングメモリの能力が平均以上でなければいけないので、もしかしたらできないかもしれません。でも、気軽に試してみてください！

もう一度、【ルール１】と【ルール２】を見ても構いません。

青—3—黄—1—4—緑—赤—2—黄—緑

—1—3—赤—黄—青—4—2—赤—緑

すべてできたら、もちろんすばらしいですが、できなかったとしても問題ありません。むしろ、できないほうがいいのです。その理由は後ほど説明しますが、今は、ライフキネティックでは「できない人が負けなのではなく、試さない人が負け！」ということを知ってもらえるだけで十分です。

できないことは問題ではなく、ポジティブなことだとわかって安心したら、次のエクササイズを始めてみましょう。今度は、前述のエクササイズのルールに写真を加えて、数字と色と写真を混在させていきます。ただし、色よりも数字を優先してください。

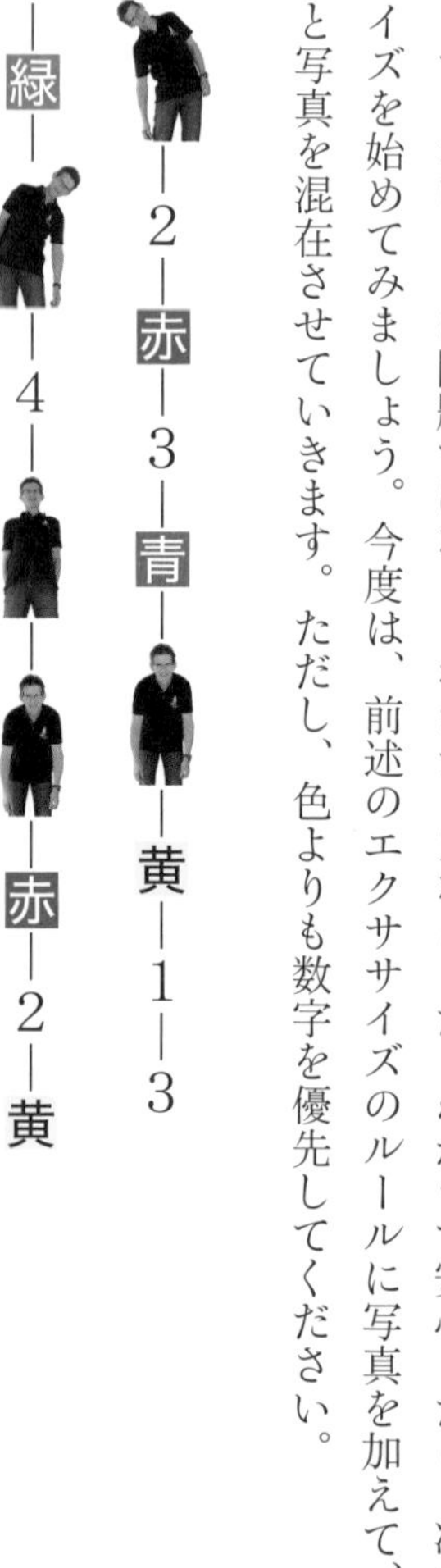

このエクササイズでも、要求される能力はすでに高いのですが、ここまでのエクササイズの数は、この系統のバリエーションの2％にすぎません。あなたはまだ上体しか動かしていませんし、しかも動かす方向は４方向のみです。基本的な動きから派生するバリエーションはほぼ無数にあります。

つまり、新たなルールをつくるだけで、いくらでもバリエーションを増やすことができます。まさに、このことがライフキネティックの全エクササイズに共通する基本条件なのです。つねに同じやり方で行なうエクササイズはありません。その根拠については、後ほど一緒に見ていきましょう。

脳内でまだ利用されていない領域を活動させる

ここまでで、ライフキネティックがどのようなものなのか、なんとなくわかってもらえたのではないかと思います。ライフキネティックでは、簡単なエクササイズによって、脳内でまだ利用されていない領域を活動させていくことを目指しています。

ドイツのアルペンスキー選手ロジー・ミッターマイヤーはこう言っています。「それは可能であり、誰にでも必要なことだ」と。ライフキネティックのエクササイズには、知覚（とくに視覚）の能力と、すばやく情報を処理して動きに反映させるための集中力が非常に求められます。

このことは、とても簡単な動きを行なうエクササイズにもいえます。これらすべての要素を満たしているのが、ライフキネティックなのです。つまり、ライフキネティックの公式は次のようになります。

「知覚＋脳トレ＋動き＝能力の向上」

ライフキネティックでは、この3つの要素を使って、脳内のネットワークを改善し、それにより脳のあらゆる領域を一層活用させることを目指しています。じつは、人間は脳のほんのわずかな部分しか使っていないという驚くべき研究結果がたびたび報告されているのです。ただ、脳の重量が平均の10～20％しかない人でも、日常生活での運動能力、知覚能力、社会行動、知能はまったく正常で、ほかの点でもとくに異常は見られません。

とすると、脳の重量が平均の１２００～１５００グラムである人が、この脳の重量が少ない人のように脳を効率よく活動させれば、じつに有能になると思いませんか？　ライフキネティックは、まさにそのようなことを実現させるためのものなのです。

第3章

人は3つのタイプに分かれる

あなたのタイプは？

ところで、そもそもあなたにはライフキネティックが必要なのでしょうか？

もし必要であるならば、どのような形で取り入れていけばいいのでしょうか？

私がこの質問に答えるためには、まずはあなたが左記のどのタイプに属するのか知る必要があります。

タイプ１：野心的な人

あなたは仕事で成功していて、仕事もプライベートも楽しみ、精力的で、いつも快活に過ごしています。あなたの人生の何もかもが完璧に進んでいます。しかし、あなたはよくこう思っているはず。「今の生活のままでいいのか？　ストレスを減らしたり、もっと楽に過ごしたり、仕事でさらに成功したりすることができるのではないか？」と。

タイプ２：満足している人

あなたは自分の生活に満足していて、気分よく過ごしています。プライベートでも仕事でもあらゆることがとてもうまくいっています。あなたは幸せを感じています。このままの状態が続くことを願っています。しかし、ときどきこう思っているでしょう。「この生活レベルをあとどのくらい維持できるのだろうか？」と。あなたはすでに、何らかの衰えに気づいているのではないでしょうか。そのようなことを感じる状況を何度か経験していませんか？

タイプ3：探し求めている人

現状に満足しておらず、かつ野心的でもない人が該当します。

次のページには、前述のタイプについての説明が書かれていますが、これはテストでもあり、エクササイズでもあります。あなたが自分はタイプ1だと思ったら、1、4、7、10、13……と、2つずつ番号を飛ばしながら読み進めてください。同様にタイプ2だと思ったら、2、5、8、11、14……、タイプ3だと思ったら、3、6、9、12、15……と読んでいきます。

そして、説明を読みながら、足を次の順に動かします。

- 左足のつま先を少し上げる
- 右足のつま先を2回少し上げる
- 右足のかかとを少し上げる
- 左足のかかとを2回少し上げる

文章を読みながらこの足の動きができるように、テストをする前に足の動きだけを何度か行なってみましょう。このテストでは、説明をできる限りスラスラと読み、内容を理解することも大切です。けれどもテストに興味がない人や、本書をサラッと読みたい人は、テストを飛ばして、52ページからまた読み進めてください！

1 あなたは、次のモットーにもとづいて生活しています…「現状維持は後退の始まり」。
2 あなたは、気分よく楽しく過ごしています。一番大切なことは何も変わらないこと。
3 すでにいくつかの目的を果たしていて、自分でもそのことはわかっています。しかし、
4 あなたは、心から満足することができません。今の生活がうまくいっているかどうかに
5 今の生活に何かが加わると大きなストレスを感じますが、何かが欠けてしまっても
6 かかわらず、実際には、今の生活はあなたが夢見ていたものではないと感じている
7 さらに多くのことを成し遂げたいはず。「現状はまだ改善の余地がある」という想いを
8 いけないと考えています。しかし、その考えがかえってあなたを不安にさせています。
9 はずです。しかし今後、あなたの生活が、ほかの人から見たら順風満帆に見えるような
10 持ち、より高みを目指そうとするタイプです。そのため、ほかの人の手を借りることも。
11 あらゆることがものすごい速さで変化するこの時代に、今の生活を維持することは
12 生活になっても、あなたはまったく幸せを感じないでしょう。これまでに、

13 そうすれば、より高いレベルにより楽に到達できると考えているからです。もちろん、
14 決して簡単ではありません。私たちはつねに現状に目を光らせておく必要があります。
15 今とは違う生活が私にはできるのではないかと何度か考えたかもしれません。ただ、
16 助けてもらう人は、あなたが「有能だ」と思う人でしょう。そうでなければ、単に
17 そうすれば、急速に変化する状況に対応できます。いたるところに身の危険が
18 そのときに新たな行動を起こさせるような考えは浮かばなかったのでしょう。仕事で
19 時間を浪費するだけです。ただ、有能な人以外に専門家からもアドバイスをもらう
20 潜んでいて、私たち自身も加齢により変化していきます。あなたは、もちろん身体が
21 気分を害することが何度も起こると、その影響はプライベートにも及びます。
22 べきなのです。なぜなら、あなたは自分の能力を使いこなせていないからです。
23 元気であり続けることを望んでいるでしょう。身体が元気であれば、今の仕事を
24 逆に、仕事で喜びを感じることができれば、気分が上がり、家の中でも明るい顔で
25 最初から専門家に頼る人は少ないでしょうが、作業能力に大きな影響を与えてくれます。
26 続けられて、降格される心配もないと思っているからです。あなたの周りに、
27 いられます。プライベートでの出来事も同じです。プライベートでいやなことがあると、
28 その際、ふつうは身体に関するアドバイスをまずは思い浮かべるでしょう。
29 すでに目に見えて衰え、今の仕事を続けられなくなるかもしれない人が

30 仕事中も気になってしまい、しょっちゅう不機嫌になり、些細なことにも
31 栄養や筋力と持久力のトレーニングによって負荷に耐えられる健康な身体が手に入る
32 いるのでしょう。身体的な健康を保つことは、確かに大切なことの1つです。ですから、
33 イライラするでしょう。しかし、プライベートで幸せを感じていれば、
34 ことは、よく知られているからです。「健全な身体にしか健全な精神は宿らない」
35 あなたはすでに運動をしていることでしょう。フィットネスやジョギング、テニスを
36 仕事中でも幸せを感じます。明るい顔で職場へ行く人はエネルギッシュで、
37 ということです。しかしあなたは、あなたの脳の能力もしくは知覚の能力を上げる
38 しているかもしれません。しかし、これでは片面しか模様がないコインのようなもの。
39 生きる喜びを感じているはずです。場合によっては、自分に都合の悪いことは見ない
40 必要性について、今まで一度でもじっくりと考えたことがあるでしょうか?
41 身体だけでなく、脳も健康であり続けなければなりません。あなたの行動はすべて、
42 ようにするのも大切。そうすれば気分が落ち着き、心の葛藤をものすごく抑えられます。
43 結局は、脳がすべての行動をコントロールし、脳の判断は、
44 脳がコントロールしているのです。ただ、脳はそのための情報も必要とします。
45 また、あなたはまだ自分の能力を発揮できていないのかもしれません。なぜなら、
46 あなたが知覚するものに大きく左右されるのです。物事をよりはっきりと、より広く

47 そして、脳に正確な情報を送るためには、知覚の質を維持しておかなければいけません。

48 自分の能力が求められていることにこれまで気づいていなかった可能性があるからです。

49 知覚することができれば、脳はより的確に正しい判断を下すことができます。

50 もしかしたら、あなたは年齢的にも、すでに文章を読む力が徐々に落ちているのでは？

51 知覚が改善すれば、周りの状況をもっと正確に把握できるようになり、

52 時間当たりの情報量が増えても、そのことで判断する速度が

53 いずれにせよ、知覚能力の低下に気づいているはずです。あなたがすべきことは、

54 それにより新しい考えがひらめき、生活の中に楽しみを持つことができるでしょう。

55 遅くなるのではなく、もっと

56 衰えを阻止すること。しかし、多くの時間を費やせないし、そのつもりもないでしょう。

57 喜びを存分に感じることを見つけ、副業として始めたら、正しい方向へ

58 速くなるのです。

59 そして、それが楽しめることでなければならないと思っているはずです。

60 一歩踏み出せるかもしれません。その仕事が本業に発展する可能性もあるのですから。

まさにこうしたことが、ライフキネティックによって実現するのです！

タイプごとの全文をこのあとに掲載していますので、テストを行なった人は、正しく読め

たかどうかチェックすることができます。また、テストを飛ばした人も、自分のタイプに興味があれば、ぜひ読んでみてください。

タイプ1：野心的な人

あなたは、次のモットーにもとづいて生活しています：「現状維持は後退の始まり」。すでにいくつかの目的を果たしていて、自分でもそのことはわかっています。しかし、さらに多くのことを成し遂げたいはず。「現状はまだ改善の余地がある」という想いを持ち、より高みを目指そうとするタイプです。そのため、ほかの人の手を借りることも。そうすれば、より高いレベルにより楽に到達できると考えているからです。もちろん、助けてもらう人は、あなたが「有能だ」と思う人でしょう。そうでなければ、単に時間を浪費するだけです。ただ、有能な人以外に専門家からもアドバイスをもらうべきなのです。なぜなら、あなたは自分の能力を使いこなせていないからです。最初から専門家に頼る人は少ないでしょうが、作業能力に大きな影響を与えてくれます。その際、ふつうは身体に関するアドバイスをまずは思い浮かべるでしょう。栄養や筋力と持久力のトレーニングによって負荷に耐えられる健康な身体が手に入ることは、よく知られているからです。「健全な身体にしか健全な精神は宿らない」ということです。しかしあなたは、あなたの脳の能力もしくは知覚の能力を上げる必要性について、今まで一度でもじっくりと考えたことがあるでしょうか？　結局は、脳がすべての行動をコントロールし、脳の判断は、あなたが知覚するものに大きく左右されるのです。物事をよりはっきりと、より広く知覚することができれば、脳はより的確に正しい判断を下すことができます。時間当たりの情報量が増えても、そのことで判断する速度が遅くなるのではなく、もっと速くなるのです。**まさにこうしたことが、ライフキネティックによって実現するのです！**

タイプ2：満足している人

あなたは、気分よく楽しく過ごしています。一番大切なことは何も変わらないこと。今の生活に何かが加わると大きなストレスを感じますが、何かが欠けてしまってもいけないと考えています。しかし、その考えがかえってあなたを不安にさせています。あらゆることがものすごい速さで変化するこの時代に、今の生活を維持することは決して簡単ではありません。私たちはつねに現状に目を光らせておく必要があります。そうすれば、急速に変化する状況に対応できます。いたるところに身の危険が潜んでいて、私たち自身も加齢により変化していきます。あなたは、もちろん身体が元気であり続けることを望んでいるでしょう。身体が元気であれば、今の仕事を続けられて、降格される心配もないと思っているからです。あなたの周りに、すでに目に見えて衰え、今の仕事を続けられなくなるかもしれない人がいるのでしょう。身体的な健康を保つことは、確かに大切なことの1つです。ですから、あなたはすでに運動をしていることでしょう。フィットネスやジョギング、テニスをしているかもしれません。しかし、これでは片面しか模様がないコインのようなもの。身体だけでなく、脳も健康であり続けなければなりません。あなたの行動はすべて、脳がコントロールしているのです。ただ、脳はそのための情報も必要とします。そして、脳に正確な情報を送るためには、知覚の質を維持しておかなければいけません。もしかしたら、あなたは年齢的にも、すでに文章を読む力が徐々に落ちているのでは？　いずれにせよ、知覚能力の低下に気づいているはずです。あなたがすべきことは、衰えを阻止すること。しかし、多くの時間を費やせないし、そのつもりもないでしょう。そして、それが楽しめることでなければならないと思っているはずです。**まさにこうしたことが、ライフキネティックによって実現するのです！**

タイプ3：探し求めている人

あなたは、心から満足することができません。今の生活がうまくいっているかどうかにかかわらず、実際には、今の生活はあなたが夢見ていたものではないと感じているはずです。しかし今後、あなたの生活が、ほかの人から見たら順風満帆に見えるような生活になっても、あなたはまったく幸せを感じないでしょう。これまでに、今とは違う生活が私にはできるのではないかと何度か考えたかもしれません。ただ、そのときに新たな行動を起こさせるような考えは浮かばなかったのでしょう。仕事で気分を害することが何度も起こると、その影響はプライベートにも及びます。逆に、仕事で喜びを感じることができれば、気分が上がり、家の中でも明るい顔でいられます。プライベートでの出来事も同じです。プライベートでいやなことがあると、仕事中も気になってしまい、しょっちゅう不機嫌になり、些細なことにもイライラするでしょう。しかし、プライベートで幸せを感じていれば、仕事中でも幸せを感じます。明るい顔で職場へ行く人はエネルギッシュで、生きる喜びを感じているはずです。場合によっては、自分に都合の悪いことは見ないようにするのも大切。そうすれば気分が落ち着き、心の葛藤をものすごく抑えられます。また、あなたはまだ自分の能力を発揮できていないのかもしれません。なぜなら、自分の能力が求められていることにこれまで気づいていなかった可能性があるからです。知覚が改善すれば、周りの状況をもっと正確に把握できるようになり、それにより新しい考えがひらめき、生活の中に楽しみを持つことができるでしょう。喜びを存分に感じることを見つけ、副業として始めたら、正しい方向へ一歩踏み出せるかもしれません。その仕事が本業に発展する可能性もあるのですから。**まさにこうしたことが、ライフキネティックによって実現するのです！**

あなたはこの章をどのように読み進めていきましたか？　48ページのテストを行ないましたか？　それとも、あなたは楽な道を選び、テストを飛ばしましたか？　そもそも、何をテストしたのだと思いますか？

第 4 章

慣れていない新しいことに挑戦するつもりはあるか？

コンフォートゾーンから抜け出そう

先ほどのテストをしなかった人は、自分にとって何の役にも立たないことはしたくないと考え、できる限り無理をしなくても済む道を探し求める傾向があります。そのような人はとてもせっかちか、あるいはすごく合理的に物事を進めたいと思っているからでしょう。そのどちらであっても、時間を節約できるという点では、まったく問題ありません。ご存じの通り、「時は金なり」ともいいますから。

しかし、慣れていない新しいことを頭の中に入れるのをつねに「ケチ」っていると、ある日、脳の機能が低下して、お金が何のために必要なのかわからなくなってしまう可能性があります。そうなってしまったら、あなたにとってお金は何の役に立つというのでしょうか。

これが脳の難しいところでもあるのですが、作業能力を維持したり、改善したりするためには、まだ知らないことに挑戦して脳を鍛える必要があるのです。それも「毎日するのがベスト！」。これは、２０１５年にブレーメン大学（ドイツ・ブレーメン）のゲールハルト・ロート教授が言った言葉であり、次のような報告をしています。

「頭を使うということは、あえて苦しいものであるべきで、ときに痛みを伴うものでなければならない。大変な思いをすることによってのみ、脳内でドーパミンやアセチルコリンといった神経伝達物質が放出される。そして、これらの物質は、認知システムの変化をうながし、とくに記憶力を改善させるのである」

しかし、彼はこうも言っています。「楽しいという気持ちは、その挑戦を克服するための重要な要素だ」と。

でも、これは矛盾していると思いませんか？　苦しみや痛みを伴うものが、楽しみを生めるのでしょうか？　ロート教授は、こう考えているのです。新しいことを始めたり、考え始めたりするときは、いつも大変です。しかし、その気持ちに打ち勝って始めてみると、たいていは、それが楽しいことでもあるとわかってきます。なぜなら、ほとんどの人は本来、何かを習得したい、試してみたいという思いを持っているため、そのことを行なってみるだけでワクワクした気持ちになってくるからです。先ほどのテストをあまり躊躇せずに行なってみた人は、このタイプでしょう。

一方、テストを飛ばした人は、この内発的なモチベーションがあまり高くないタイプの人です。このタイプの人は、行動を起こすには、その行動によって報酬が得られるかどうかが重要だと考えています。挑戦してみる価値がある、あるいはあるだろうと思えると、神経伝達物質が放出されて、やってみようという意欲がわいてくるのです。もし、あなたがテストをしなかったとしたら、それは私があなたのモチベーションを十分に上げることができなかったからでしょう。あなたはテストを行なっても何の役にも立たないと思ったのです。

もしあなたが、テストを行なうことで、自分の脳の能力がどの程度のものなのかがわかるだけでなく、脳の能力を確実に上げることができると知っていたら、おそらく違った行動をとり、少なくともテストを始めていたのではないでしょうか。ただ、この場合も、脳の能力を上げることがあなたにとって価値のあることだと思えたら、の話ですが。

脳の能力を改善させる必要性

では、第3章のテストでいったいどのような能力を上げることができるというのでしょうか？

このテストで、各行の初めについている数字を確認することなく、また指や定規も使わずにテキストを読み流すためには、視覚システムがうまく働いていなければなりません。そして、脳は通常の文章を読む場合と異なる働きをしなければならず、ものすごい集中力を要するため、脳の能力も非常に求められます。

さらに、右足と左足の交換、つま先とかかとの上げ下げをリズムよく行なうことができるように、それぞれの足の動きを覚えておかなければいけないので大変です。しかし、このテストはごくふつうの日常生活をシミュレーションしているだけなのです。

たとえば、よく知らない道を運転しながらある建物を探しているときには、アクセルを踏む、クラッチを入れる、ギアチェンジをする、ハンドルを切る、ブレーキをかける、ナビを見る、交通や周辺の状況を確認する、それらへの対応を考えるといったことをしなければなりません。

ほかにも、あなたが犬を連れて森の中を散歩しているところに、リードをつけていない犬を連れている人が二人、あなたのほうへそれぞれ別の方向から来たときも、先ほどと似たような対応をとらなければいけなくなります。あるいは、あなたがサッカー選手であれば、ゴールに向かってボールを転がしながら走っているところに、二人の敵がボールを奪いに来たとき。はたまた、スマートフォンでニュースを読みながら道路を横断しているところに、自転車道路でスケートボードを猛スピードで走らせる人が、あなたのほうへ近づいてきたときも同様です。

こうした状況に対応できるように、あなたの脳の能力を改善させる必要がありませんか？ それとも、あなたにはこの能力が十分にあると思っていますか？ 先ほどのテストで、その必要性が少しはわかるでしょう。ただ、いずれにしても、このような状況に対応する能力が十分に備わっている人はほとんどいないと、私は断言できます。

でも、これだけではまだ、あなたを奮い立たせることはできないかもしれませんね。

体験者の声

困難な状況でも、気持ちを落ち着かせることができる

▼ヤクブ・ブワシュチコフスキ：ポーランド出身のサッカー選手、ポーランド代表選手

「僕は毎週、ライフキネティックをしているよ。そのために休日はなくなってしまうけど、ライフキネティックは楽しいだけでなく、僕の調子も上げてくれるから、進んでやっているよ。ライフキネティックを始めてから、困難な状況のときでも気持ちを落ち着かせることができるようになったんだ」

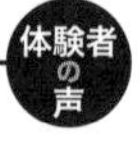

試合で成果をより出せるようになった

▼ヴィリ・オルバン：ブンデスリーガ所属クラブのサッカー選手、ライフキネティック・アンバサダー

「ライフキネティックは、僕のトレーニングプログラムの1つとして定着しているよ。ライフキネティックのおかげで、試合で成果をより出せるようになったんだ」

第5章

身体と同じように脳もケアする

モチベーションとは？

あらためて、モチベーションについて考えていきましょう。

どのような動機があれば、行動を起こすことができると思いますか？

言い換えると、行動を起こすことで何が得られるとよいのでしょうか？

アンケート調査ではこの質問に対して、「愛」「幸せ」「成功」「健康長寿」と答える人が多くいます。誕生日にも、たいていの人が幸せと健康、長寿を願い、年初には、健康で実りの多い年になることを祈ります。

つまり、これら4つのもの（あるいは、少なくともこのうちのいくつか）を手に入れるための手段が得られれば、よりよい人生を送ることができるからです。


とはいえ、最初の3つ「愛」「幸せ」「成功」は、決まりきった行動だけで簡単に手に入るようなものではありません。この3つには関連性があり、そこに行動を起こすヒントがあります。「成功」は魅力的で、人を引き寄せる力を持っています。しかし、その力を持っているのは「成功」だけではありません。「好意的な言動」と「優しい笑顔」にも人を引きつける力があります。人生を楽しみ、生きる喜びを表現している人は、たいていほかの人から愛されます。なぜなら、そのような人は幸せな人だと思われ、誰もが幸せな人と一緒にいたいと思うからです。

ただ、「愛」「幸せ」「成功」を手に入れるためにもっとも重要なのは、健康であることです。健康であれば、幸せを感じやすくなりますし、成功は、健康で頑張りが利く身体を持っているかどうかが大きく関係してきます。ですから、人生をよりよくするためのもっとも簡単な方法は、より楽しく、より健康になるような生活を送ることなのです。

私は「体力と運動能力を上げておくだけでいい」と言っているのではありません。むしろ「考える器官」を鍛えることのほうが重要なのです。しかし、このようなことを考える人はほとんどいないと思います。フィットネスクラブでは、皆、首から下の筋肉はくまなく鍛えていますが、「考える器官」の筋肉を鍛えようと思う人はいません。

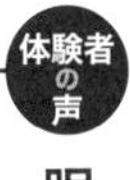

眠そうにしている人も元気に一日を始めることができる

▼レネ・ヴィーネン：スポーツ科学者、ライフキネティックのマスタートレーナー

「私たちのところでは、朝にライフキネティックのレッスンを行なっています。参加者のうち数人がまだ眠そうにしていることもよくありますが、エクササイズを始めると、その人たちも急に元気になり、全員、レッスンを楽しんでいます。『レッスン後は、やる気が出て、元気に一日を始めることができる』と言っている参加者もいるんですよ」

脳が生活のすべてを操っている

私はスポーツジムに5年間通っていましたが、そのジムでは脳の機能に関する話を一度も聞いたことがありませんでした。年1回受ける健康診断でも、脳の機能を調べることなどまったくありません。トップアスリートのトレーナーでもいまだに、身体を最大限鍛えていれば十分だと思っている人が大半です。

しかし、脳が生活のすべてを操っているのです。脳が感情を制御し、知覚するものを決め、身体を動かし、コミュニケーションをとらせ、また、呼吸や消化、栄養吸収、排せつといった無意識の活動を調節し、創造性やモチベーション、喜びを生み出しています。

そして、高齢でも脳の機能を改善することができるのです。ですから、少なくとも身体と同じくらい脳に注意を払うことは意味のあることなのです。では、脳のどのような能力を上げる必要があるのでしょうか？

第6章

ライフキネティックで
脳細胞同士の
つながりを増やす

脳の能力を上げるために必要な3つの条件

脳の能力のほとんどは、いかに脳細胞のネットワークがよいか、にかかっています。つまり、脳細胞同士のつながりが多ければ多いほど、脳の能力は高くなります。最近、そのつながりを増やすことが、認知症を予防する非常に有効な方法であることが証明されました。

認知症の遺伝的素因がある人でも、脳細胞同士のつながりを増やすと、認知症の発症を5～7年遅らせることができるというのです。

自分で物事を決められ、活動的でいられる生活をより長く送ることができるようになるのです！　脳細胞同士のつながりを増やすための脳の特性は、すでに本書で何度か出てきていますが、「神経可塑性」と呼ばれています。この特性には3つの形態があります。

6・1 運動に関連する脳領域の神経可塑性――身体活動で脳細胞は増える

1998年から、神経生物学の研究により、人間の脳では生涯にわたって新しい脳細胞がつくられるということが知られるようになりました。このことは「神経新生」と呼ばれています。

当時アメリカの研究所に在籍していたゲルト・ケムペルマンが1997年に行なった研究と、今もスウェーデンの研究所に在籍しているペーター・エリクソンが1998年に行なった研究で、そのことが証明されています。ただ、このことはかなり前から推測されていました。

１９９０年には、ロックフェラー大学（アメリカ、ニューヨーク）のエリザベス・グールドが、マウスで神経新生が起こることを証明しており、１９９９年に出版された学術誌でもこの結果について報告しています。

その後、２０１０年にアメリカの研究者トレイシー・ショアーズがマウスを２週間観察したところ、脳細胞が約７日間の成熟期間を経て、１日で５０００〜１万個も増えていることを確認しました。ただ、この期間にマウスに複雑で新しい種類の課題を与えていかなければ、その脳細胞は死滅してしまうようです。

さらにショアーズは、スポーツなどの身体活動でより難しい課題に挑戦するほど、脳細胞の数が増えたり、増えた数を維持できる可能性が高くなったりすると報告しています。残念ながら、人間でこのことを証明するのは、現在の医療技術ではリスクを伴うため不可能ですが、ショアーズは「アルツハイマー病では、脳の広い領域で脳細胞の数が減少していくが、難しい動きを伴う運動課題を定期的に行なうと、少なくとも一部の領域でその数を補うことができるのではないか」と推測しています。

つまり、脳のさまざまな領域を連携して働かせる必要のある、難しい運動課題によって、脳細胞の数を維持あるいは増加させ、認知症の発症率を低下させることができるというのです。

効果の立証

ライフキネティックは脳に変化を生じさせる力がある

2014年、メンタルヘルス中央研究所（ドイツ、マンハイム）のガブリエレ・エンデ教授とトラウテ・デミラッカが率いる研究チームが、MRIを用いた実験で、ライフキネティックによって脳のさまざまな領域が連携して活動することを証明し、2016年にその結果を学術誌に連名で報告している。

とくに「運動に関連する領域」と「視覚情報や聴覚情報に関連する領域」の間で神経回路が増えていることが認められた。

それ以外にも、「ワーキングメモリに関連する領域」「自分の行動を検証してコントロールする役割を持つ領域」「運動の実行とコントロールを担う領域」の間でも、神経回路が増えることがわかった。つまり、ライフキネティックは脳に変化を生じさせる力があるといえる！

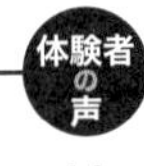

神経可塑性が明らかに高まった

▼メンタルヘルス中央研究所・ニューロイメージング科のガブリエレ・エンデ教授とトラウテ・デミラッカ

「私たちの研究で、ライフキネティックによって一部の脳領域間のつながりが強化されることを証明することができました。この結果には少し驚きました。というのも、別のいくつかの研究で、ライフキネティックのプログラムとは異なる、つねに同じような運動課題に挑戦するプログラムを被験者に行なってもらったところ、これほどの変化は認められなかったからです。ただ、ライフキネティックのエクササイズにはあまりにも多くのバリエーションがあり、また何度も繰り返すことをしないエクササイズであるため、研究の開始時には、私たちは『これらの効果を測定することなどできるのだろうか』と心配になりました。しかし、そのような心配は無用でした。実際に、神経可塑性が明らかに高まったのですから。脳領域間での連携の強さは、作業効率の指標となりますし、認知能力や知能と相関しています」

6・2 認知能力に関連する脳領域の神経可塑性——記憶力と情報処理能力が向上する

認知に関連する脳領域には、記憶をつかさどる領域があります。その中でもとくに、短期記憶の一部であるワーキングメモリに関連する領域と長期記憶をつかさどる領域は、神経可塑性を発揮します。

長期記憶は、長期にわたって必要と思われる事柄を記憶する能力で、ワーキングメモリは、すばやく決断を下すために重要な能力です。

しかし、状況に応じた行動をするためには、記憶だけでなく、詳細な情報を迅速に処理する能力も非常に重要となってきます。ワーキングメモリと長期記憶の能力、情報処理の速度については、後ほどもっと詳しく説明します。

ワーキングメモリと長期記憶の能力、情報処理の速度は、ライフキネティックトレーニングでもっとも鍛えることができるからです。

また、自分の行動をつねに検証し、それをコントロールし続ける能力も大切です。この能力は「メタ認知」と呼ばれています。

効果の立証

記銘力と決断力、ワーキングメモリが改善

ライフキネティックのレッスン後に、参加者に対してアンケート調査を行なったところ、ほとんどの人が、記銘力〔新しいことを覚える能力〕と決断力、ワーキングメモリに関する項目で「改善が見られた」と回答した。

6・3 感情に関連する脳領域の神経可塑性——新しいことを始めるときに、「感情」を利用する

感情のふり幅はどのくらいなのでしょうか？　状況によって、どれほどさまざまな感情を表わすことができるのでしょうか？　感情とモチベーションをつかさどる脳の領域は、子どものときには神経可塑性が存分に発揮され、神経回路を自由に変化させています。しかし、その脳の活動は、成長するにつれてブレーキがかかるようになり、思春期にはすでにかなり鈍くなっています。そのため、感情レベルと人格は固定されやすいのです。とはいっても、この領域の神経可塑性が完全に失われることはないため、大人になってからも感情の持ち方や人格を変えることはできます。

知らないことを学ぼうと思わなければ、新しいことを始めることはできません。ですから、新しいことを始めるときに、「感情」を利用するとよいのです。気分がよいときのほうが、さまざまな状況に対応していかなければいけないと考えることができます。このことは、新しい人間関係を築く場合にもいえます。そして、考えることは楽しいことだと、心から思うことが大切です。そうすれば、「考える器官」である脳に負荷をかけ続ける心の準備ができます。

ただ、人間は基本的に習慣に従って行動しようとするため、このような感情を持って新し

いことを始めることはなかなかできません。

ですから多くの場合、変わることはポジティブなことだと気づくように、そのためのきっかけを外側から与えてもらう必要があります。

まさに、これがライフキネティックの大きな役目なのです。レッスン後に参加者は皆、「とても楽しかった」「レッスン後も、この楽しい気持ちが続く」と言っています。

第 7 章

ライフキネティックで生活を改善できる

生活の質を上げる7つのポイント

第3章のタイプ分類で、あなたが「満足している人」のタイプであったとしても、ずっとそのタイプでいられるわけではありません。少なくとも、今の生活レベルを維持できている間だけです。ずっと満足していたいのであれば、そのための対策を講じなければいけないのです。歳を重ねるにつれて、あらゆることが簡単にはできなくなってきます。

しかし、それに甘んじることは確実に間違っています。「80歳なんだから、もう身体的にも精神的にも本調子でないのは当たり前だ」といった言い訳はできません。現在の年齢や体力、職業、人格にかかわらず、誰でも生活の質を上げることができるのです。これから紹介する7つの事柄は、その可能性を高めるカギとなります。

7・1 ケガをしない身体の動きを手に入れる

生活の質を上げられる手段はたくさんあります。その手段として、ご存じの通り、まずは運動があります。

私たちは、トップアスリートやサーカス団員、ダンサーのような類まれな運動能力を持っている人を称賛し、自分にもそのような能力があればよかったのにと思いますが、自分の生活をよくするためにその能力が必要だとは考えません。

しかしながら、日常生活の中でも、運動能力が高い人とそうでない人とでは、ケガをしそうな状況での動きが大きく異なってきます。

たとえば、森の中を散歩しているときに、うっかり木の根に右の足先をぶつけてしまい、足首が外側にねじれてしまったとします。このとき、あなたは次のいずれかの対応をするでしょう。

①「足首をくじいてしまうおそれがある」とすぐに察し、全体重を右足にかけないように右膝の力をゆるめる。すると、膝と腰が右側に折れ曲がり、右側に倒れてしまいそうになるため、それを回避しようと、左足をすばやく右足の前に出す。これで左足に体重が乗り、転ばず、ケガもしないという2つの目的が達成できる！

②①と同じことをしようとして、右膝の力をゆるめる。膝と腰が右側に折れ曲がるが、左足をすばやく右足の前に出すことは、間に合わない、あるいは難しいためできない。身体の右側から地面に倒れてしまう。ただこれでも、足首をくじかないで済むという1つの目的は達成することができる。地面がひどくぬかるんでいなければ、服をクリーニングに出す必要もないかもしれない。

③右膝の力をゆるめることができず、外側にねじれた足首に体重がかかり、靭帯が切れてしまう。

あなたが未知の状況を経験すればするほど、あなたの脳はこうした新たな状況に対してよりうまく対応できるようになります。ライフキネティックによって、未知の状況を経験できるのです！

効果の立証

ライフキネティックによって直立平衡感覚が大幅に改善

ミュンヘン連邦軍大学（ドイツ、ミュンヘン郡ノイビーベルク）のギュンター・ペンカ教授らの研究チームが、2009年に30人の被験者（主に体育大学の学生）を対象として、ライフキネティックによってバランス能力、目と手の協応（複数の器官が協調して動くこと）、目と足の協応がどう変化するのかを検証した。その際、被験者はライフキネティックトレーニングを1週間に60分間、3か月にわたって行なった。その結果、直立平衡感覚の指標となる測定値が平均145％上昇。ライフキネティックによって直立平衡感覚が大幅に改善されることが証明された。また、目と足の協応を要する課題を処理する速度が9・34％上昇し、目と手の協応では8・38％上昇した。さらに目と手と足を同時に働かせるような身体全体の協応や、複雑な協応を要する課題の処理速度は11％上昇し、大幅な改善が認められた。

「複数の器官を協調させて動かすこと」については、次の項でもお話しします。そのためには、知覚が不可欠なのです！

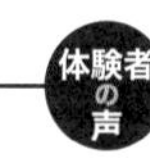

周りの動きがスローモーションに感じ、自分の思う通りにすばやく動けた

▼シュテファン・クロッペ：トレーナー、モチベーション・スピーカー、コーチ、ライフキネティックのマスタートレーナー

「私がプロのハンドボール選手だったときから、ライフキネティックの効果を感じていました。ライフキネティックによって身体の複数の部位がうまく協調して動くようになり、身のこなしが軽やかになったのです。ですから、ライフキネティックのトレーナー養成講習も受けました。その間も、夜は試合に出場していたのですが、その試合中、周りのすべてのことがスローモーションで動いているかのように感じ、自分の思う通りにすばやく動けたのです。ケガにより選手生活を引退しましたが、ライフキネティックが私の今後の仕事人生に欠かせないものになると確信しています。トレーナーとして、人々に多くの喜びと楽しみを提供することができたら、光栄です」

7・2　知覚能力を上げる

じつは運動能力よりも、視覚システムがうまく働かないほうがもっと重大で、場合によっては命にかかわります。ここで、視覚システムの一部を説明しましょう。

あなたが何かを見ているとき、左右の目がその画像を脳に送っています。そして、目から対象物までの距離が左右で異なるにもかかわらず、それぞれの目から送られた画像から最終的に「ずれ」のない一致した画像ができあがります。

しかし、これは両目の動きが一致していることが前提です。そうでない場合、脳はできる限り早くそれらを融合させる処理を行ない、二重になっていない鮮明な画像をつくり上げなければいけなくなります。

お酒を大量に飲んだことがある人は、その際にこの脳の融合能力が非常に低下することを体験しているでしょう。ものが二重に見えることが多くなっていくと、バランス能力にも多大な影響が及んできます。まっすぐ歩こうと思っても、どうしてもよろめいてしまうはずです。脳卒中患者では、融合能力が著しく低下していることが多く、それによりひどいめまいが起こることもあるのです。

この左右の画像の「ずれ」が大きいほど、脳はそれらをうまく融合させることができなくなってきます。さらに、融合させる時間が少なければ、脳は2つの選択肢のどちらかをとるしかないと切羽詰まった状態になります。1つは融合させる情報量を減らすこと、もう1つは左右の目から送られてきた画像のどちらかをフェードアウトさせていくことです。

しかし、情報量が少なくなると場合によっては、トンネルから出口をのぞいているように中心部しか見えない「トンネル・ビジョン」と呼ばれる、視野が狭まった状態になってしまうことがあります。これは、脳が「目から送られてきた画像」の中心部しか処理していないからです。つまり、中心部しか知覚されていないのです。

そのようになってしまうと、次のようなことも起こり得ます。あなたが車を運転している最中に、右の優先道路から車が走ってきたにもかかわらず、あなたはほとんどブレーキをかけなかったので、その車に衝突してしまった。このとき、警察の事情聴取であなたは「右から来ている車が見えなかった」と言うでしょう。しかし、それは違います！　あなたの目は当然その車を見ていました。でも脳が、左右の目から送られてきた画像を短時間のうちに完璧に融合させることができなかったため、あなたはその車を知覚できなかったのです。

「見ていること」と「知覚していること」は同じ意味ではありません。あなたは、知覚しているものよりもずっと多くのものを見ています。しかし、逆もまたしかりで、脳には視覚以外の感覚からの情報も届くため、見ているものよりもずっと多くのものを知覚しているともいえます。このことについては、後ほどもっと詳しく説明します。

また前述の車の例で見ていきましょう。あなたの脳が、融合させる情報量を減らすのではなく、片方の目の画像を消してしまっていたら、どうなっていたと思いますか？　じつは、事故になっていなかった可能性があり、少なくとも先ほどとは異なる結果になっていたことでしょう。車が右側から来たため、あなたの脳は事故を回避するために右目をもっと働かせようとするのです。

そして右目が、右から来た車の位置と速度に関する情報を脳に送り、右目をつかさどる脳領域がその情報をもとに車の位置と速度を正確に推定して、その車を危険な車と認識したはずです。これにより、あなたは衝突しないようにすばやくブレーキを踏むことができたでしょう。

私たちはこれまでに、2000人以上に対して視覚テストを実施してきましたが、今のところ、左右の目でまったく同じ情報を脳に伝えることができている人は一人もいません。ですから、あなたの視覚システムが理想的な状態で働いている可能性はきわめて低いのです。ただ、あなたの視覚システムが改善すれば、日常生活の多くのことをもっとうまくこなすことができるようになるのです。

ときどき手際が悪く失敗してしまうのは、多くの場合、不器用だからなのではなく、単に誤って知覚してしまったからです。

たとえば、あなたは、テーブルの横を通り過ぎる際にテーブルのへりにぶつかってしまい、翌日太ももにあざができてしまうことや、赤ワインの入ったグラスを肘で倒してしまうことを何度も経験していませんか？　なぜこのようなことが繰り返し起こってしまうのか、あなたはもうわかったはずです。

日々の行動の80％以上は、見ているもの、つまり視覚情報をもとに実行されています。ですから、正しく行動するためには、視覚がとくに重要となってきます。もし、見ているものを誤って推定してしまったら、それをもとにした行動が完璧ではなくなり、最悪の場合はまったく間違った行動になる可能性があります。でも、安心してください。ライフキネティックを行なえば、視覚を改善して、そうならないようにすることができるのです。

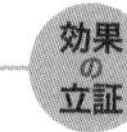

ライフキネティックによって視覚にどのような影響が及ぼされるのかを調査

２０１４年にクレメンス・マウラーがヴィーナー・ノイシュタット大学（オーストリア、ヴィーナー・ノイシュタット）の修士論文のために、ライフキネティックによって視覚にどのような影響が及ぼされるのかを調べた。その際、視軸の向き、融像〔左右それぞれの網膜に映った像を1つに融合させる働き〕、視力、視空間認知〔視覚情報からものの位置や奥行きを把握する働き〕、固視〔見ている対象を網膜の中心部でとらえる働き〕、周辺視〔視野の周辺部を見る働き〕などについて、さまざまな検査法を用いて測定。対象者は13～15歳の青少年29人で、うち15人に1回60分間のライフキネティックトレーニングを8週間で全8回受講してもらい、残りを比較対照グループとした。その結果、7つの検査項目のうち6項目で、ライフキネティックグループのほうが比較対照グループよりも検査結果が優れていることが認められた。

改善の指標となる値は平均で11・75％上昇しており、とくに固視では35・75％も上昇し、その上昇率は比較対照グループの約8倍であった。また、両目の像を1つに融合させる融像についても、ライフキネティックグループの値は比較対照グループよりも22％高かった。

視覚システムは複雑なので、それを正しく働かせるためには集中力が高くなければなりません。集中力を高めれば、生活の質を上げることができます。

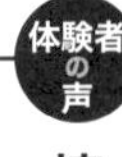

協調運動のトレーニングに視覚トレーニングを組み合わせる重要性がわかった

▼マヌエル・ノイアー：サッカーのドイツ代表選手、ワールドカップ優勝メンバー

「協調運動〔縄を手で回してその縄を跳び越す縄跳びのように、異なる動きを1つにまとめる運動〕を次々と行なうトレーニングに視覚トレーニングを組み合わせることがどれほど大事なことか、ライフキネティックによってわかったんだ。というのも、とくに困難な状況では、目が完璧に機能していないと、ボールや相手の動きに正確に反応することがとても難しくなるんだ」

7・3 集中する——脳を働かせる！

今の時代、望むと望まざるとにかかわらず、ほぼ誰もがつねに情報機器端末を通じてさまざまなデジタル情報とオンラインでつながっていますが、脳はオフラインになっていることが多いのです。とくにスマートフォンのヘビーユーザーは、同時に複数のことを行なう「マルチタスク」をこなせていると思っていますが、じつはそのとき脳は1つのことに集中することさえできなくなっているからです。

じっくりと考えなければいけないことを2つ同時に行なうことは不可能だということは、ずいぶん前に立証されています。いくつかのことを同時に行なおうとすると、脳は同時にできているように見せるために、急いで2つの間を行き来しなければならなくなり、かえって時間がかかってしまうのです。そのため、1つのことを終了してから次のことを開始するほうが効率はいい、ということが多くの研究からわかっています。

ただ、ほかのことに気をそらされないようにするためには、1つのことにかなり集中することが必要です。そのような集中力は、情報が氾濫している今の時代において、とても重要な能力となってきます。とくにスマートフォンやタブレットといった現代のメディアには、人の気をそらす力が恐ろしいほど多くあるのですから。

平均的なスマートフォンユーザーが自分のスマートフォンに目を向ける回数は1日240回にもなり、スマートフォンに新しい情報が入ったかどうかを操作して確認する回数は1日80回ほどになることが、複数の調査から明らかになっています。

ヘビーユーザーとなると、スマートフォンに目を向ける回数が1日1000回以上になるそうです。また、スマートフォンで何かを見ている時間は、平均的なユーザーでも1日3時間以上で、ヘビーユーザーでは、当然それ以上になります。その結果、どのようなことが起きると思いますか？

睡眠時間を7時間と仮定したら、スマートフォンが新しい知らせを受信したり、受信したのではないかと気になったりしてスマートフォンに目を向けるのは、「ふつう」のユーザーで5分に1回、ヘビーユーザーでは1分に1回となり、それだけの頻度で進行中の行動が妨げられている可能性があります。

そして、仕事中にこれらに気をとられると、そのたびに進行中の作業を中断して、その後再び中断前の作業に戻らなければなりません。作業を中断する時間は1回につき平均10〜20秒であるため、勤務時間の4〜35％、つまり20〜170分もの時間を無駄にすることになり、それに伴ってストレスも生じるでしょう。

このようにならないためには、2つの方法があります。1つはスマートフォンの電源を切ること。もう1つは気をそらされないことです。気をそらされないためには、集中力を鍛えておく必要があります。ライフキネティックで、集中力を鍛えることもできるのです。

また、進行中の作業が妨げられてもストレスが生じないように、ライフキネティックでは、中断後にすぐにまたその作業を再開できる力も同時に鍛えていきます。このことは、次のポイントにも関係してきます。

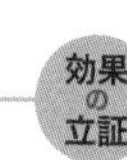

12歳のジュニアサッカー選手を被験者とした集中力に関する研究

クリスティアン・ロイスは、2013年にダルムシュタット工科大学（ドイツ、ダルムシュタット）の修士論文のために、12歳のジュニアサッカー選手を被験者として、集中力に関する研究を行なっている。この研究では、6週にわたり、被験者の半数がライフキネティックトレーニングを、残りの半数はサッカーのための技術トレーニングを受けている。その結果、ライフキネティックグループの集中力は34％上昇し、その上昇率は技術トレーニンググループのほぼ2倍であった。

7・4 ストレスを減らす——リラックスが必要！

「ストレスとリラックス」について説明する前に、もう一度42ページのエクササイズを見ていきましょう。このエクササイズでは、数字、色、写真を正しく解釈することが重要でしたね。では、同じエクササイズをもう一度行なってみましょう。ただし、短時間で行なってください。

ストレスは、基本的に悪いものではありません。むしろ、ストレスは人間が生き延びるために必要なものなのです。

狩猟や木の実などの採集のみで食料を手に入れていた時代には、敵に襲われそうになったときに闘ったり逃げたりする身体の反応、いわゆる「闘うか逃げるか反応」は生死にかかわるほど重要でした。

たとえばライオンに遭遇したときに、身体はストレスホルモンを一瞬のうちに全身にかけ巡らせ、すばやく「闘うか逃げるか」の反応を起こすことができるようにしていたのです。

しかし、ライオンに槍を射った後は安心して、ストレスホルモンの分泌量は正常になり、落ち着いてきます。現代でも、命にかかわる事態に見舞われ、それを乗り越えようとするときには、同じ反応が起きます。つまり、ストレスはよいものでもあるのです。

ただ、現代では、ストレスは国民病を引き起こす原因の第1位です。過度のストレスが原因である病気は、高血圧や睡眠障害、さらに血管の狭窄、胃酸過多、疲労困憊、燃え尽き症候群、心筋梗塞など数多くあります。

技術者疾病金庫〔医療保険金庫の1つ〕が2015年に実施した調査によると、ドイツでは精神疾患による欠勤の日数は2006年から急激に増加しており、精神疾患が欠勤原因の第2位となっています。

つまり、ストレスを生じさせる事態が絶えず起こると、ストレスホルモンの分泌量がほぼずっと高いままで調整されることがないため、自然な心拍変動〔脈と脈の間隔が短くなったり長くなったりすること」が保たれず、つねに「闘うか逃げるか」モードになっているのです。

では、こうした場合にどうすればいいのでしょうか？「ストレスを和らげるべきだよ」と気遣ってもらえると確かにうれしいですが、そのような人から実際に何かしてもらえるのでしょうか？ あるいは、自分で簡単にストレスを和らげることができるのでしょうか？ いいえ、おそらく簡単にはできないでしょう！ ストレスに対応する身体のシステムが、これまでネガティブなストレスを生じさせていた状況について、ストレスを生じさせない状況と判断できるようにならなければいけないのですから。ここでちょっとした例を挙げてみましょう。

あなたが幹線道路で車を運転し、前を走っている車を追い越そうとして反対車線に出たとします。しかし、反対車線を走っているあなたの車が、追い越そうと思っている車とほぼ横一列に並んだとき、向かいから予想以上のスピードで車が走ってきました。ハラハラする瞬間です！ 元の車線にうまく戻れるでしょうか？

アクセルを思いっきり踏み、うまくいけと願います！ 何とか元の車線に戻れて、事故を起こさずに済みました！ もちろん、向かいから走ってきた車はすごい勢いであなたにパッシングをし、元の車線を走っていた車も、あなたに危険な横入りをされたとパッシングをしてきました。

さて、この場合の心理状態には2パターンあります。このパターンのどちらに当てはまるかで、あなたのタイプがわかります。

1つ目は身体中が震えて、頭に血が上り、脈が非常に速くなり、心筋梗塞を起こす一歩手前の状態になる。

2つ目はわりとリラックスしており、満足げな笑みを浮かべ、心の中でこぶしを上げて「いや〜、すごくうまくいった！　こうでなくては！」とつぶやいている。

1つ目のパターンは、ストレスホルモンが過度に分泌され、非常にストレスを感じている状態です。

2つ目のパターンは、アドレナリンも分泌されていますが、比較的リラックスしており、自分の運転テクニックに興奮している状態です。

この2つの心理状態を起こした状況は、どちらもまったく同じですから、状況自体がネガティブなストレスを生み出しているのではないといえます。

誰もが自分一人で、それ自体はニュートラルである状況からネガティブなストレスを引き起こすシナリオや、ネガティブなストレスを引き起こさないシナリオをつくっています。ただ通常、これは意図して行なわれるものではなく、身体の中で自動的に起こります。
しかし、ライフキネティックのトレーニングを行なうと、ネガティブなストレスを引き起こさないシナリオをつくることができるようになるのです。

日々の仕事はそれほど大変ではないと思えれば、仕事によるネガティブなストレスが起こりにくくなります。
また、十分に休養すると、ストレスを感じにくくなります。とくに夜間は気持ちを静めやすいので、夜間にリラックスできれば、日々のストレスをさらに軽減することができます。これらすべてのことが、ライフキネティックを1週間に60分間行なうだけで可能になるのです。

その場合、60分間のトレーニングを1週間に1回行なってもいいですし、何日かに分けて行なっても構いません。また、毎日10分間のトレーニングをするだけでも、次の研究で認められているようなすばらしい効果を得ることができます。

効果の立証

睡眠中のリラックス反応がよくなり、24時間以上続くストレス負荷が軽減

医療研究所であるYourPrevention™（ドイツ、シュトゥットガルト）は、２０１４年にストレスやリラックスに対するライフキネティックの効果について21人を対象に試験的研究を行なっている。この研究では、ライフキネティックトレーニングを毎日１回10分間行なった場合と、１週間に１回60分間行なった場合の効果について、統合型ストレステスト™（尿検査／唾液検査、心拍変動を３日間測定、神経心理学にもとづいたアンケートの実施）と脳機能テストを用いて検証。その結果、どちらの場合も睡眠中のリラックス反応がよくなり、24時間以上続くストレス負荷は全般的に軽減していることが認められた。

とくに注目すべきは、１週間に１回のトレーニングにより、被験者の75％で夜間のリラックス反応が32％も上昇していたことである。一方、トレーニングを毎日行なった場合では、１週間に１回行なった場合よりもストレスが軽減しており、被験者の67％でストレス負荷が24・９％軽減していた（フローリアン・ヴォルフ＆アルフレッド・ヴォルフによる）。

また、コペンハーゲンバーンアウトインベントリという尺度（２００５年、テーイェ・クリステンセンらの報告より）を用いて燃え尽き症候群のリスクも検証された。その結果、ライフキネティックのトレーニングにより、被験者の78％でそのリスクが24・８％低下することが示された。とくに、ストレスホルモンであるコルチゾールの１日のプロフィール〔分泌量の日内変動〕が、被験者の71％で29％改善していたことは注目に値する。この結果は、い

かにライフキネティックがこのホルモンをうまく調節できたかを示している。このホルモンは多すぎても少なすぎてもよくない。

また、健康とフィットネスに関する専門センターである「ザルート」（ドイツ、ノルトライン・ヴェストファーレン州ハレ）の創設者で大学教授でもあるエルマール・ヴィーネッケらが2010年に行なった症例研究でも、ライフキネティックに関する同様の結果が示されている。17歳以下の有能なゴルフ選手で構成されるドイツ代表チームの選手が、1週間につき60分間のライフキネティックトレーニングを3か月にわたって行なったところ、試合直前と試合中のコルチゾール値が約30％改善した。

ライフキネティックのレッスン後のアンケートからも、参加者の70％以上でストレス耐性が17％以上上がったことが確認できており、この数字は右記の研究結果が正しいことを立証している。

これらの効果は、さらに別の効果を生んでいます。ストレスを感じることが少なくなれば、よりリラックスでき、その結果、より集中できるようになります。それによって、より多くのことを吸収することができ、つまりは生産性が高まります。以前と同じ時間でより多くのことを成し遂げることができ、それと同時にミスをする確率も下がるのです。

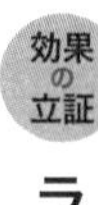

ライフキネティックのトレーニング後にミス発生率は低下する

前述の「ザルート」の研究では、ライフキネティックグループのミス発生率が比較対照グループより28％低かったという結果も出ている。また、ライフキネティックチームも独自に、トレーニング後のミス発生率を測定している。39人の被験者のうち26人に、1週間につき60分間のライフキネティックトレーニングを3か月にわたって受けてもらった後、フィットライト社のトレーニングシステムを用いてミス発生率を算出した。その結果、トレーニング後にミス発生率は65％以上も低下し、効果量は1・01であることがわかった。

あなたがライフキネティックのレッスンを受けるようになったら、ある日、あなたの能力が改善していることに気づくはずです。そして、それはあなたの自信につながります。ライフキネティックを実践した参加者の約80％が、アンケートにそう答えています。自信がつくと、自分の実力を示したいと思うようになるでしょう。たとえば、子どもであれば、急に思い立って宿題を一人でやってみようとすることもあります。

子どものこの成長にはっきりと気づくことができる親は少ないのですが、子どもがこう思えるようになることは、後に自立して働くために必要なことです。何かを完全に一人で成し遂げたことで、ものすごくいい気持ちになります。

しかし、すでに一人で何度かうまくできたことがある課題を再び達成しても、そのような気持ちにはなりません。ものすごくいい気持ちになるためには、これまで一度も一人では達成できなかったことに挑戦する必要があります。

そして、それができるようになると、もっといろいろなことに挑戦してみようという気持ちになるのです。このことは、次の「生活の質を上げるポイント」に関係してきます。

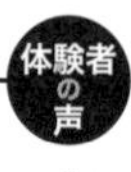

楽しいエクササイズが多く、マスターしてやるぞという気持ちになるよ

▼マッツ・フンメルス：サッカーの元ドイツ代表選手、ワールドカップ優勝メンバー

「ライフキネティックはすごいと思うよ。僕がやったことのないような課題をつねに用意してくれて、気持ちを奮い立たせてくれるんだ。楽しいエクササイズも多く、野心がわいてきて、マスターしてやるぞという気持ちになる。僕が進歩し続けるためには、ライフキネティックが必要だと確信しているよ」

7・5 新しいことを体験する——好奇心を持ち続ける

ルーティンは、脳機能の向上にとって最大の敵です。確かに、習慣化された手順で物事を進めれば、楽に過ごすことができます。しかし、そのように過ごしていると、考える必要がほとんどなく、頭を使うこともあまりありません。

すでにお話ししているように、慣れていない新しいことをするときにだけ、脳の可塑性が発揮されます。ぜひあなたの生活に新しいことを取り入れてください！　とはいっても、「言うは易く行うは難し」。日常生活を送る中で、慣れていない新しいことをしようと思い続けることはなかなかできないものです。

つい習慣化されたことだけを行なってしまうでしょう。ルーティンによって、エネルギーを無駄に使わずに済みます。また、もともと人間は合理的に考え、行動する生物であるため、基本的に、余計なことをせずいつも通りにしようとします。

しかし、脳の能力を維持するためには、このルーティンはむしろデメリットになります。少なくとも週1回は脳に挑戦させる必要があるのです。

7・6　楽しみを持つ

喜びは、幸せな生活に欠かせない要素であり、笑いや楽しいという気持ちは、多くの神経伝達物質を放出させます。脳の能力が上がると、意欲が高まり、気分もよくなります。陽気な人は、誰からも好かれ、たいてい物事をとてもポジティブに考え、人を引きつける魅力を持っています。

たとえば、コップの中の水を見て、悲観的な人は「水が半分しか入っていない」と思うのに対して、陽気な人は「水が半分も入っている」と思うでしょう。気分がいいと、慣れていないこともリスクや脅威とは思わず、チャンスと見ることができるようになります。すると、問題点よりも解決策についてより考えるようになり、新しい考えや発想が浮かんでくることも増えるのです。

ただ、物事が目まぐるしく変化するこの時代では、人々は、仕事の効率を上げなければいけないという切迫感をますます強く感じていることでしょう。そのため、プライベートでも効率よく楽しもうとします。多くの人が、「楽しめる時間は少ししかないので、急ピッチで何か楽しいことをしなければ」と考えています。

しかし実際は、楽しまなければと思っているときは、心から楽しいと思っているときの半分くらいしか、楽しいという気持ちを持てていないのです。思いっきり心から笑えるのは子どもだけだと思っているかもしれませんが、大人でもライフキネティックを行なえば、そのたびに「心から楽しい」という気持ちを持つことができます。まったく慣れていないエクササイズを初めからすぐにできる人はいないので、誰でも最初はおかしな動きをし、そのような場面が繰り返されるからです。普段は不満ばかり言っているような人でも、自分の動きに笑ってしまったり、ほかの人と一緒に笑い合ったりしています。

同じようなことを経験してみたくなりましたか？　そのためのエクササイズは簡単で、道具もいりません！

やってみよう！

平衡感覚を鍛えてみよう

今、あなたは椅子に座っているか、横たわりながら本書を読んでいるのではないでしょうか。このエクササイズは、立って行なったほうが平衡感覚も鍛えることができて、効果は高いのですが、今のあなたの姿勢を変える必要はありません。

まず、右腕を胸の高さで前方に伸ばし、親指を上に向けます。そして、その親指で眼鏡の形あるいは8を横向きに描きます。その際、鼻のつけ根辺りで2つの輪が交わるようにしてください。同時に、左の太ももを持ち上げ、左足の指で輪を描きます。描く方向はどの方向でも構いません。さあ、始めてみましょう！

どうでしたか？　なぜかあなたの足も8を描いてしまうことに気づいて、クスッと笑ってしまいませんでしたか？　左腕と右足の組み合わせでも試してみてください。同じようなことが起こると思います。

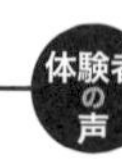

楽しくなければ、長時間トレーニングしようとは思えない

▼ベルニ・シェードラー：スイス・スキー連盟スキージャンプチーフ

「ライフキネティックは楽しいよ。選手たちもすごく楽しんでいて、トレーニングでどんどん成長しているよ。このトレーニングのもっともいいところは、いつの間にか心から楽しんでしまっているところだね。楽しくなければ、長時間トレーニングしようとは思えないからね」

7・7 身体にいい食事をとる

世の中には食べ物に関する本が山ほどあり、新聞や雑誌、インターネットの情報サイトには、食べ物についてまじめに書かれたものからそうではないものまで、さまざまな記事が載っています。ほかにも、テレビ番組で医師や栄養学の専門家がお勧めの食事法について語り、ドイツ連邦食糧・農業省からの推奨もあります。

新たな情報が次から次へと出てきて、食品業界の不祥事が発覚することも珍しくはありません。また、これまで正しいとされていたガイドラインが、新たな情報によってあっさりと覆されたりもします。「食べると長生きできる」と大きな話題になっていた食べ物が、翌日には「食べると寿命が縮む」と言われることもあるくらいです。

いったいどの情報を信じたらいいのか？　ためらいなく口にすることができるものはある

のだろうか？　このような疑問を持つ人もいるでしょう。

私はこれらのことについて議論するつもりはありませんが、長生きしたり頭を働かせたりするために絶対に必要な栄養物質があるのは確かです。ですから、食事の面からも、どうすれば脳の働きを高めることができるのかを考えることは大切です。

脳にとって絶対不可欠なものは、「グルコース」「酸素」「水」です。平均的な体重の人では、脳の重さは体重の2％ほどしかありませんが、全身で用いられる酸素の20％と、1日に必要なエネルギー量の約15％が脳で消費されます。5歳児では、なんとエネルギー摂取量の43％が脳のために使われるそうです！　この年の子どもがなぜ覚えがいいのか、答えはここにあるのかもしれません。

一方、身体に脂肪が十分にあったとしても、脂肪がすぐに脳のエネルギー源になることはありません。頭を集中的に使うとやせる、ということがあったらよかったのですが、残念……。脳は脂肪よりもグルコース、つまり単糖類〔それ以上加水分解されない最小単位の糖類〕のほうが好きなのです。グルコースの蓄えが尽きてきたら、身体はタンパク質と脂肪からグルコースをつくります。ただ、グルコースを直接身体に取り入れるほうが、はるかに効率がいいのは明らかです。

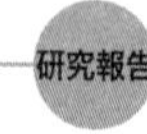

グルコースの摂取により記憶力が上がった

2001年に行なわれたズンラム・リーらの研究では、若年の大人がグルコースの入ったドリンクを一定期間飲んだところ、長期記憶力（言葉や場所を長期にわたって記憶する能力）が上がったという。これと同様の研究を2011年にリー・マーティン・リビーらが行なっており、その研究でもグルコースの摂取により記憶力が上がることが認められた。ほかにも、子どもと青少年を対象とした複数の研究で、とくに朝食後に記憶力と注意力がかなり上がり、頭を使う作業の効率がよくなるという結果が出ている。

身体に蓄えることができる栄養物質の量は限られています。平均的な体重の大人では、筋肉と肝臓に蓄えられる量はわずか400グラムほどで、そこから1日約200グラム消費されています。しかし、筋肉に蓄えられているグリコーゲン〔グルコースの貯蔵形態〕は筋肉でのみ消費され、ほかの部位のために使われることはありません。肝臓のグリコーゲンだけが再びグルコースに変えられ、血液に含まれて全身に運ばれます。そして、毎日その約60％が脳で消費されます。

残念ながら、脳にグルコースをグリコーゲンの形で蓄えることはほぼできないといっていいでしょう。酸素についても同様であるため、グルコースも酸素も、血液と一緒につねに脳へ送り込む必要があります。そのために必要な血液の量は、心臓が1分間に送り出す血液量（心拍出量）の13%です。

脳にエネルギーを与えるために、1日1000〜1500リットルもの血液が脳の中を流れているのです。ただし、これはグルコースが十分に身体に蓄えられていることが前提です。ですから、グルコースを適切に補給することが重要です。では、どのようにグルコースを補給するのがもっともよいのでしょうか？

脳によい栄養を与える

単糖類であるブドウ糖そのものをとればいいのではないかと思った人もいるでしょう。その答えは、基本的には正しいといえます。ブドウ糖は純粋な単糖類であるため、すぐに血液中に入り、ものすごい速さで脳のために使える状態になります。

しかし、それゆえ一度に大量のブドウ糖をとると、血糖値が急激に上がり、その血糖値を正常に戻すために、すい臓はインスリンをたくさんつくろうとします。ただ、たいていインスリンが必要以上に多くつくられてしまうため、軽い低血糖になり、身体の動きが鈍くなったり、だるくなったりするのです。

グルコースを補給するのにブドウ糖よりも適した食べ物は、「複合炭水化物」です。これは、全粒穀物や果物、ジャガイモ、豆、根菜などに含まれています。複合炭水化物は、体内でゆっくりと吸収されるため、血糖値を急激に上げることがありません。ですから、十分なエネルギーを確保するには、複合炭水化物の摂取が効果的です。

一方で、不飽和脂肪酸（オメガ3脂肪酸とオメガ6脂肪酸）も適切に摂取していないと、視覚能力やコーディネーション能力〔複数の器官の動きを協調させたり、全体の動きを調整したりする能力〕、学習能力が低下し、また不足すると、うつ病にかかりやすくなります。そうならないように、マグロやニシン、サケ、マスなどの脂肪の多い魚、植物性油を定期的にとるとよいでしょう。

ただ、魚は重金属や抗菌薬に汚染されていることも多いため、魚の質にも気を配るようにしてください。また、油を購入するときも、決してケチってはいけません。

さらに、脳のためにできる限りよい栄養を与えるためには、ビタミンやミネラル、植物二次代謝産物といった微量栄養素も十分にとる必要があります。これらは、とくに果物、濃い緑色の野菜、赤色の野菜、ナッツに含まれています。ですから追加で毎日、少しのドライフルーツと、丸めた片手の中に入る量のナッツをサラダに入れて食べるとよいでしょう。

ただ、これらの食品についても、自然のままに栽培され、加工されていないものを選ぶ必要があります。私はできる限り有機栽培された食品を購入しています。

また、ドライフルーツは砂糖がかかっておらず、化学的な添加物（酸化防止剤や漂白剤）が使用されていないものを選ぶのがいいでしょう。また、ナッツも殻つきを購入して、自分で殻を割ってすぐに食べるのがベストです。

脳のエネルギー確保のためにもう1つ、非常に効果的で、しかもとても簡単な方法をお教えしましょう。それは、一口食べるごとに、食べ物を口の中で30回噛んでから飲み込むという方法です。

とくにデンプンを含むものを食べるときには、胃に過度の負担をかけないためにも、よく噛むことがとても大切です。なぜなら、デンプンを含むものは、唾液とよく混ぜて唾液で分解すると、消化されやすくなるからです。より早く消化されるということは、より早くエネルギーとして使える状態になるということです。

食べ物を口の中で30回噛んでから飲み込む食べ方には、さらに2つの効果があります。1つは、より早く満腹感が得られ、食べすぎないで済むようになること。もう1つは、味をより強く感じられるようになることです。

早速、試してみませんか？　全粒粉パンを粥状になるまで噛んでみてください。とても甘く感じると思います。噛むことでデンプンの自然な甘味が引き出されてくるからです。これまで4～5回噛んでから飲み込んでいた人は、その飲み込みの反応を抑えなければならないので大変だと思いますが、3週間も続ければうまくできるようになっているはずです。

水分の適切な摂取量は？

脳に不可欠なものは、もう1つありましたね。そうです、水です！　水は、あらゆる細胞間のやりとりに欠かせないものです。水によって、血液が体内を循環できるようになり、そのおかげで栄養を細胞に届けたり、代謝によって生じたゴミを体外に排出したりすることができるようになります。

また、水は電解質のバランスを整えたり、体温を調節したりする役割も担っています。つまり、水は解毒（浄化）の作用を持ち、脳を含めた心身のあらゆる機能に影響を及ぼしているのです。

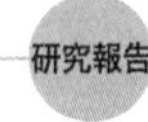

体液が減ると、脳細胞の活動性が高まる

ライン・フリードリヒ・ヴィルヘルム大学ボン心理学研究所（ドイツ、ボン）のウルリッヒ・エッティンガー教授は、体液が約１・５リットル失われて軽い脱水症になると、脳細胞の活動性が高まることを突きとめ、そのことを２０１１年にマシュー・ケンプトンらと連名で報告している。エッティンガー教授はこれについて、「体液が不足すると、脳は機能を正常に保とうとして活発に活動し始める。ただ、その場合、脳に負担がかかるため、簡単な課題を達成することはできても、より難しい課題を達成することは困難になるだろう」と述べている。

ですから、脳の機能を良好に保つためには、十分な量の水分をとることが重要です。しかし、水分をあまりにも大量にとると、かえって注意力が低下します。ライフキネティックのエクササイズを用いた研究では、のどが渇いてコップ1杯の水を飲んだ被験者は、エクササイズをいつもよりうまくできましたが、のどが渇いていないけれども同量の水を飲むよう指示された被験者は、いつもより出来が悪かったのです。

では、水分の適切な摂取量はどのくらいで、どのようなものを飲むのがもっともよいのでしょうか？

ドイツの公的機関はどこも、「1日2・5リットルの水分をとるように」と勧めています。ただ、このうちの約1リットルは食べ物に含まれている水分とされています。

ほかにも、「毎日、体重1キログラムにつき30〜40ミリリットルの水分をとるのがよい」という意見もあり、それによると、体重が70キログラムである人は、1日2・1〜2・8リットルの水分をとる必要があります。

しかし、いずれにしても一度に大量の水分をとらないようにしてください。通常、体内に吸収される水分は1時間につき500〜800ミリリットルであり、残りの水分は排せつされてしまうからです。ですから、一度にボトル1本の水を飲むよりも、一定時間ごとにグラス1杯の水を飲むほうがよいでしょう。

どのような飲み物であっても、この飲み方がよいといえますが、すぐに吸収されるのは水だけです。ジュースやコーヒー、紅茶、ショルレ〔炭酸水で割った飲み物〕のような水以外のものが含まれている飲み物は、体内でいったん食べ物として認識され、分解されてから吸収されます。

では、どの水がもっともよいのでしょうか？

このことについては、あまりにもさまざまな意見があるため、私がそれらを総合的に判断して1つの答えを出すことはできません。王道はないのです。
人間は一生涯で約40トンもの水分をとるのですから、私は、一人一人が自分自身のためにこの問いについてしっかりと考えていくことが必要だと思っています。その際、1つの意見に縛られず、いくつかの情報源を利用して自分の考えを構築していってください。ここでは、そのヒントだけお伝えしておきます。

すべての人に対して言えることは、「あなたの人生で一番大切なものは、あなたの身体！だから、身体にとって最上のものでなければ、それに満足してはいけない」ということです。

多くの人が世界中の優れたものに目を光らせ、車検を絶対に逃さず、家の中でスキーの板を整然と並べ、庭をガーデンショーの展示のように美しく整えています。その一方で、効果のある治療でも保険の適用にならないからといって受けなかったり、身体の定期健診もパスしたり、50歳を過ぎたから節々が痛くて頭が完璧に働かないのはふつうのことだと思ったりしています。

いいえ、それは決してふつうのことではありません！

人間の身体は、１００年以上生きるようにつくられているのです。50歳で身体のいくつかの部位がきちんと働かなくなってしまうことが、なぜふつうのことなのでしょうか？　その一方で、皆、車は大切に扱います。車が動かなくなってしまうと、さらに出費がかさむからでしょうが、自分の身体のことはそれほど気にかけていません。なぜなら、身体は天からの贈り物であって、ケアしなくても機能すると思っているからです。

しかし、車が壊れたらほかの車を買うこともできますが、身体が壊れたらせいぜい２、３個の部品を交換するくらいで、買い替えはできません！　ですから、身体に対しては外側からも内側からも最高のケアを施すことが重要なのです。

ある先生が私に、このことにまつわる、とても心に残る言葉を贈ってくださいました。
「私の身体は、誕生の際に与えられたあらゆるものに対して、ある程度準備ができている。しかし、誕生後にやって来たあらゆるものについては、私の身体はそれ相応のエネルギーを使って処理しなければならない。私たちが今、身体の中で当たり前のように使っているもののうち、何が誕生の際に与えられたものなのか、よく考えてみてください」

私はこの言葉を次のように解釈しました。

「私たちは皆、ゴミ箱を抱えている。身体が処理できなかったものは、そのゴミ箱に入れることができる。ゴミ箱が一杯にならない限り、何でもできると思え、力がみなぎり、意欲がわいてくる。しかし、ゴミ箱からゴミがあふれ出てしまうと、多かれ少なかれ身体に支障を来すさまざまな症状が現れてくる。症状が悪化したら医者のところへ行き、医者はその症状を取り除こうとする。ただ、医者はゴミ箱からゴミを取り出してはくれず、ゴミがあふれないようにゴミ箱に何かを貼りつけて、高さを数センチ上げるだけである」

さて、そのような付け焼き刃のゴミ箱はどのくらい持ちこたえられると思いますか？

まだ間に合ううちに、あなたの身体にチャンスを与えてください！ まずはゴミ箱が一杯にならないようにしてください。有機食品を食べるようにし、有害なものを極力口に入れないようにしましょう。

また、夜間にはできる限りスマートフォンと無線ＬＡＮの電源を切って電磁波の影響を減らしてください。

嗜好品と白砂糖の摂取は控えてください。そして、ストレスを起こさせる状況を減らし、十分な休養をとって定期的にゴミ箱を空にしましょう。

18世紀の著名な文学者ヴォルテールがこう言っています。「我々の生涯の前半は、財産を得るために健康を犠牲にし、後半は、健康を取り戻すために財産を犠牲にする！」と。そうならないように、ぜひあなた自身に次のように言い聞かせてください。
「私の生涯の前半は、健康に注意して財産を得て、後半は、その財産を快適な生活のために使う！」

7・8 運動能力と知覚能力、集中力を改善できる

運動能力と知覚能力、集中力を改善させる価値はある、ということを理解してもらえたのではないでしょうか。その際、好奇心を持ち続けること、楽しいという気持ちを持つこと、十分な休養をとること、食事に気をつけることが重要です。48ページのテストで、あなたの運動能力と知覚能力、集中力がどの程度なのかわかります。

もし、あなたがまだこのテスト（エクササイズでもありますが）を行なっていなかったとしたら、挑戦する2度目のチャンスは今巡ってきているのかもしれません。

あるいは、あなたはすでにテストを行なったけれども、うまくできなかったかもしれません。しかし、それは、「ライフキネティックによって生活を改善できる余地がある」という意味であり、あなたはそれをすでに理解していることでしょう。

もし、あなたがこのテストを小さなミスもなく完璧にできたとしたら、1対0であなたの勝利です。このテストで必要とされる能力はあなたに十分備わっているといえるでしょう。

第8章

脳全体を鍛えていく
ライフキネティックの全貌

ライフキネティックトレーニングの構成要素

シーメンス社のユリア・ルストは、こう言っています。

「どのような人でも、ライフキネティックによってさらに成長し、より意欲を持つことができ、元気になると思います。トレーニング中に、自分が成長していることがはっきりとわかり、トレーニングをするモチベーションも上がります。トレーニング後も楽しい気持ちでいられ、その気持ちが同僚とのコミュニケーションにもいい影響を及ぼしています」

これほどまでに効果のあるトレーニングとは、いったいどのようなものなのでしょうか？ライフキネティックのトレーニングで行なうエクササイズは、次の４つの要素から成り立っています。

【要素１】運動・トレーニング学

ライフキネティックのエクササイズには、必ず運動の要素が含まれています。これらのエクササイズをスポーツのように完璧にできるまで練習することはありませんが、エクササイズ自体は、スポーツの一般的な基本原理に従っています。それゆえ、それぞれのエクササイズは、運動・トレーニング学にもとづいて考案されています。

運動・トレーニング学というのは、「スポーツの動きを形態的に分析し、最高の成果を出すためのさまざまな要素について考え、その理論を実現させるメソッドを開発していく学問」です。

【要素2】機能解剖学

ライフキネティックでは、必ず慣れていない動きを行なうようにしています。皆さん、最初はその動きを行なうことはできませんが、いつかは、無意識とまではいかないにしてもできるようになります。これは、その動きが人体の構造と運動機能にもとづいているからです。

これらを学ぶ学問を「機能解剖学」といいます。機能解剖学によって「どの筋肉がどのようなときにどのように動くのか」がわかると、その知識から動きを細部にわたって頭の中で再現し、分析していくことができます。そして、どのような動きを目指せばいいのかが見えてくるのです。

【要素3】最新の脳研究

脳はあらゆることを操っています！　ライフキネティックでは、脳を鍛えて活性化することを目指しています。そのため、エクササイズを生み出す際に、脳がどのような形態でどのように機能しているのかを考慮することは重要です。

最新の検査機器を使った最新の脳研究から、課題によって脳のどの領域が活動し、複数の領域がどう連携して活動するのかが明らかになってきました。その知識から、脳のネットワークを改善するためにはどのような課題を行なうといいのかがわかってくるのです。

【要素4】機能検眼学

正しく行動するためには、知覚の機能が良好でなければなりません。状況が正しく知覚されず、誤った情報にもとづいて実行された行動は、その状況に適した行動にはならないからです。

すでにお話ししたように、日々の行動の80%以上は、見ているものにもとづいて実行されているため、正しく行動するには、とくに視覚システムを非常にうまく働かせることが重要となってきます。

ただ、目に形態的な異常がなくても、眼球の動きや視覚発達が正常ではないために目の機能が損なわれ、それによって視覚認知にも問題が生じてくるケースもあります。「機能検眼学」は、こうした目の機能について研究する学問です。ライフキネティックでは、エクササイズにこの機能検眼学の知識も取り入れており、それにより視覚を改善する効果を持たせています。

ライフキネティックの目的

脳は私たちのすべてを操っています。何が好きで、どのような味がして、何を感じ、何を考え、何を言い、どのように動き、どのような表情や感情を表わすか——これらを決めているのは脳であり、私たちの人格も日常生活も、すべて脳がコントロールしています。

この膨大な仕事をこなすために、脳はじつにうまくつくられています。脳内には１０００億個もの脳細胞があり、それぞれの脳細胞は、「シナプス」と呼ばれる部位を介して別の脳細胞とつながって情報をやりとりしています。

さらに年齢にかかわらず、脳はこのシナプスを増やして、脳細胞同士のつながりを増やすこともできるのです。これまでの研究から、１個の脳細胞につき、なんと最大５万個のシナプスを持つことができるといわれています。

しかし、何もしなくても自然と理想的な脳の状態になることなどありません。理想的な状態にするには、そのためのトレーニングを継続して行なう必要があります。

ここで、「そのようなトレーニングプログラムなら、たくさんある」と思った人は、残念ながら、プログラムの意味を誤解している可能性があります。

一般に「脳トレ」と呼ばれているプログラムはどれも、脳の能力の一部を高めるものであって、トレーニングすることで、ある特定のことがうまくできるようになるだけなのです。

もちろん、日常生活でその能力が必要であればトレーニングする価値はありますが、脳の全般的な能力を上げたいのであれば、脳につねにさまざまな新しい刺激を与えて、脳全体を鍛えていく必要があります。

このことを車に例えてみましょう。もしあなたが、あるレーシングカーの開発を担当することになり、その車をライバル車よりも速く走るようにしなければならないとしたらどうしますか？　おそらく、まずはエンジンの性能を上げることを考えるでしょう。

でも、そこに技術者を全員集結させたら、あなたはすぐにクビになってしまいます。エンジンだけを改良しても、クラッチがその力に耐えられなかったり、すごいスピードを出したときにタイヤが破裂してしまったりするかもしれないからです。

本来は、エンジンの力が走行中に最大限に発揮されなければなりません。ですから、あなたはあらゆる箇所をエンジンの性能に合わせて改良していかなければならないはずです。

これと同じことが脳にもいえます。たとえば、パソコンの画面に出てくる表示に対して、すばやく反応できるようにトレーニングしたとしましょう。

しかし日常生活では、私たちは17インチほどの二次元の世界だけではなく、周囲のあらゆるものを視覚でとらえて、脳で処理しなければいけません。

ですから、パソコンの映像に対する反応を鍛えても、実際の生活ではその能力はほとんど役に立たないといえます。それに、手の指の反応を早くするためのトレーニングをしたところで、足の反応は早くなりません。

第 9 章

知覚と動きと認知能力を一緒に高めていく

脳はどのように働くのか？

脳を理想的な状態にするために本当に必要なものとは、何なのでしょうか？
日々の生活でどのような能力が必要で、どうすればその能力を改善できるのでしょうか？

9・1 脳のどこに何がある？

冒頭の問いにはいろいろな見方があり、答えを1つに絞ることはできません。というのも、脳については、まだ詳細までわかっていないことが多く、20世紀初めに「脳内の地図（脳マップ）」がつくられてから今に至っても、研究者らは「考える器官」である脳がどのように機能しているのかをもっと正確に突きとめようと試みている最中なのです。ただ、脳の領域ごとにそれぞれ異なる役割があるということは明らかになっています。

たとえば、よく知られていることですが、右側の身体の動きをコントロールしているのは脳の左側で、左側の身体の動きをコントロールしているのは脳の右側です。

また、脳の後部は視覚をつかさどり、前部は行動計画を実行する役割を担っています。そして、脳の下部にある脳幹は、無意識のうちに行なわれるすべての身体の反応や動作に関与しており、脳の奥深くにある大脳辺縁系は、情動の発現をつかさどっています。

ほかにも、脳の左前には運動性言語中枢と呼ばれる部位があり、後方には、物事を簡単に忘れないように長期にわたって記憶を保持するための部位があります。

一方、短期記憶や中期記憶をつかさどる部位は、その前方にあります。感覚情報は、脳幹の上部に集められ、そこからそれぞれの情報を処理する部位に送られます。

視覚情報の場合は、その後、大脳皮質の視覚野〔視覚情報を処理する領域〕を経由しながら修正され、これまでの経験にもとづいて調整されていきます。そしてもっぱら、左脳と右脳をつなげている脳梁と呼ばれている部位を介して、左脳と右脳の情報がやりとりされます。

ただ、これがネックになり、左右の脳はできる限りそれぞれで情報を処理しようとするため、脳の能力を自ら制限してしまうのです。私たちの頭の中にある重さ１２００～１５００グラムの細胞の集まりは、想像を絶する複雑性を持っています。

9・2 脳はこう働く

脳のものすごい能力をもっとよく知るために、ごくありきたりの行動でも脳はどのくらい活動しなければいけないのか、詳しく見ていきましょう。

あなたは今、机に向かって仕事をしており、急にのどが渇いてきたとします。約3メートル離れたテーブルの上に水の入った飲みかけの瓶を置いていたことを思い出し、そのテーブルに向かって歩いていき、瓶を手に取り、瓶のふたを開けて飲み、ふたを閉めて瓶をテーブルに置き、自分の机に戻りました。たいしたことはない行動ですが、この行動のためにどのようなことが必要になるのでしょうか?

まずは感覚受容器〔皮膚や筋肉などにあり、刺激を受容する〕が、体内の水分が不足していることを感知し、この情報を電気信号に変換します。この電気信号が脳の中央にある部位に送られ、あなたに「のどの渇き」を感じさせます。

そして脳は、中期記憶から「瓶を近くのテーブルに置いた」という記憶を引き出し、あなたの目をそのテーブルのほうへ向けさせます。

一方、瓶に反射した光が目に入り、網膜に届きます。そこで、視細胞によってその光の情報が電気信号に変換され、視神経を介して脳の後方にある視覚野に送られます。脳は、その情報を処理しながら、この瓶に関する記憶を引き出し、瓶の中に水が3分の2ほど残っていることをあなたにすぐ知らせます。

この情報は脳の前方で処理され、その後の行動が計画されます。まず、あなたは瓶のあるところまで行くために、立ち上がらなければいけません。その計画を実行するために、大脳皮質の中間部にある運動野という領域が活動を開始します。

運動野は、脊髄を介して脚の筋肉の動きをコントロールし、あなたが立ち上がってテーブルの方向へ歩いていけるようにします。

このとき、脳は「内耳の中にある平衡感覚をつかさどる器官」と「視覚」、「足裏や関節、筋肉の感覚受容器」からの情報によって、身体のバランスを保つことができるようにします。

さらに、テーブルへ行くまでに、瓶の重さを推定する必要があります。あなたは、これまでの経験から空のガラス瓶は200グラムであり、その中には1リットルの水が入ることを知っていますが、テーブルの上にあるのは飲みかけの瓶なので、残りの水の重さを推定しなければなりません。脳がそれらの情報を処理し、「水の量は瓶の3分の2ほどなので、重さは666グラム」と見積もります。

そして、瓶と水を合わせて866グラムのものを、あなたが左手で持ち上げることができるように、脳は、身体の左側の肩と上腕、下腕、手指の筋肉をコントロールしなければなりません。前頭葉は小脳と連携して、そのための行動計画を立てます。

さらに、身体のバランスを保ちながら瓶を持ち上げることができるように、身体の背面の筋肉をコントロールする必要もあります。そのため、身体のバランスをつかさどる小脳には、「身体から40センチメートル先の左前方45度に866グラムの重さのものがあり、それをこれから持ち上げる」という情報も届きます。

もちろん、目で瓶の位置を正確にとらえ、その情報が網膜と大脳皮質の視覚野を介して前頭葉まで伝達されていなければなりません。これらすべてが行なわれたら、あなたはテーブルの前に到着し、瓶を持ち上げる計画を完璧に実行することができます。

その後、関節と腱、筋肉の感覚受容器が、無事に左手で瓶を持ち上げることができたことを脳に伝えます。

次に、右手で瓶のふたを開け、その後ふたをしっかりと持っていられるように、すぐに前頭葉が小脳と連携して、右側の上体の筋肉をコントロールする計画を立てます。そして、身体の右側をコントロールするのは脳の左側なので、運動野の左側がその計画を実行します。

ただ、瓶をふたと一緒に回さないように、左手をコントロールする必要もあるため、運動野の右側も活動します。さらに、左手で瓶を口まで持っていき、水を飲むために肘を上げるようにしなければなりません。

また、瓶から水がこぼれてしまわないように、運動野の下部が活動して、口をとがらせて少し開けさせます。このように、飲み始める動作では、多くの脳領域が連携してうまく活動しなければなりません。一方、飲み込む際に気管を閉じて食道を開ける反射を起こす役割は、脊髄の上にある延髄が担います。

無事に口の中に水が入ったら、口腔と舌の感覚受容器が水の温度と性質を感知し、その情報を脳の中央部に送ります。そこで、その水が飲み込みに適しているかどうかが判断され、飲み込んでいいものであればその行為を続けさせ、悪いものであれば行為をすぐに中止させます。それにより、熱すぎる水を飲んでやけどしたり、腐っている水を飲んだりしなくて済むのです。

この後、あなたが自分の机に戻れるよう、これまでのプログラムを巻き戻していきます。そして、机に到着した後は、すぐに仕事が再開できるように、中期記憶をつかさどる脳の部位が、仕事がどこまで進んでいたのかを思い出させてくれます。

ごくありふれた行動にしては、ものすごく複雑なプロセスをたどっていると思いませんか?

そうであれば、一流の体操選手が鉄棒を使って2回転の宙返りにひねりを加えた技を成功させたり、サーファーが高さ20メートルの波に乗ったり、猛スピードで走っていた車のタイヤがパンクしたときに事故を起こさずに車をうまく止めたりするには、脳はどれほどのことをしなければいけないのか想像もつかないはずです。

9・3 脳の解明

脳内のプロセスを解明することは、壮大なプロジェクトです。ですから当然、脳について誤って解釈されることもあります。

たとえば、長年にわたり、右脳が優位に働く人は物事の全体像をとらえることが得意で、左脳が優位に働く人は細かいことを処理するのが得意だといわれていました。しかし、これは本当に正しいのでしょうか?

ヨーロッパでは2013年に、「人間の脳のモデルをつくること」を目標としたヒューマン・

ブレイン・プロジェクトという巨大プロジェクトが発足し、その研究資金は12億ユーロにも上ります。

また、アメリカでは、「技術革新を進めることにより脳の全体像を解明していくこと」を目指したブレイン・イニシアティブという巨大プロジェクトが進められており、同プロジェクトの一環として、2014年に「脳細胞間の信号のやりとりに関する研究」が1億ドルの資金でスタートしています。

このような中、「脳の遺伝子発現を示すマップを作成すること」を掲げたプロジェクトが、長年にわたって進行しており、近年、大きな成果を出しました。初の「人間の脳の遺伝子発現マップ」が完成したのです。

そして、そのマップから驚くべき事実が明らかになりました。右脳と左脳の遺伝子活性は、非常に類似していたのです。

つまり、個人によって左右どちらかの脳のほうが優位に働くという現象は認められませんでした。そのため、人間の行動のクセを脳領域ごとに分類するのは正しくないといえるでしょう。

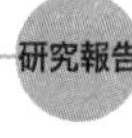

人間の脳の遺伝子発現マップ

「人間の脳の遺伝子発現マップ」を作成した、アレン脳科学研究所（アメリカ、シアトル）のエド・レインとマイケル・J・ハウルリチは、2015年に「脳は、自由な社会ネットワークの中で生きており、しかも仕事内容が厳密に決まっていない部門で働いているようなものだ」と学術誌に書いている。

つまり、脳細胞がどこにあるのかはそれほど重要ではなく、行動に必要な情報を伝達する「脳細胞同士のつながり」がとくに重要となってくるのです。

9・4 ライフキネティックにおける脳の分類

脳の機能について、研究者らの見解は今後も変わる可能性があります。ただ、「脳細胞同士のつながりが改善すれば、脳の能力は上がる」ということは確実であるようです。

脳の全体像をもっと簡単に理解できるように、ヨーゼフ・モールによる脳・身体モデル（2006年）にならって、脳を右と左だけでなく、おおざっぱに前と後ろ、上と下にも分けて考えていきましょう。つまり、脳モデルを3つの断面で切って、任務の異なる8つの領域に分けます。

すでにお話ししているように、脳の左側は身体の右側の動きをコントロールし、脳の右側は身体の左側の動きをコントロールしています。ですから、左右の脳の連携力がすでにひどく低下しており、さらにその連携力を使いこなせていない人は、身体の両側を同時に協調させる動きをうまく行なうことができません。

脳の前部は、ポジティブな思考をつかさどる領域で、近いうちに行なおうとしていることを前に進めていきます。また、ここには運動性言語中枢もあります。これに対して、脳の後部は、視覚と長期記憶をつかさどる領域です。

脳の前部と後部の連携が低下している人では、多くの場合、脳の後部に保存されている記憶か

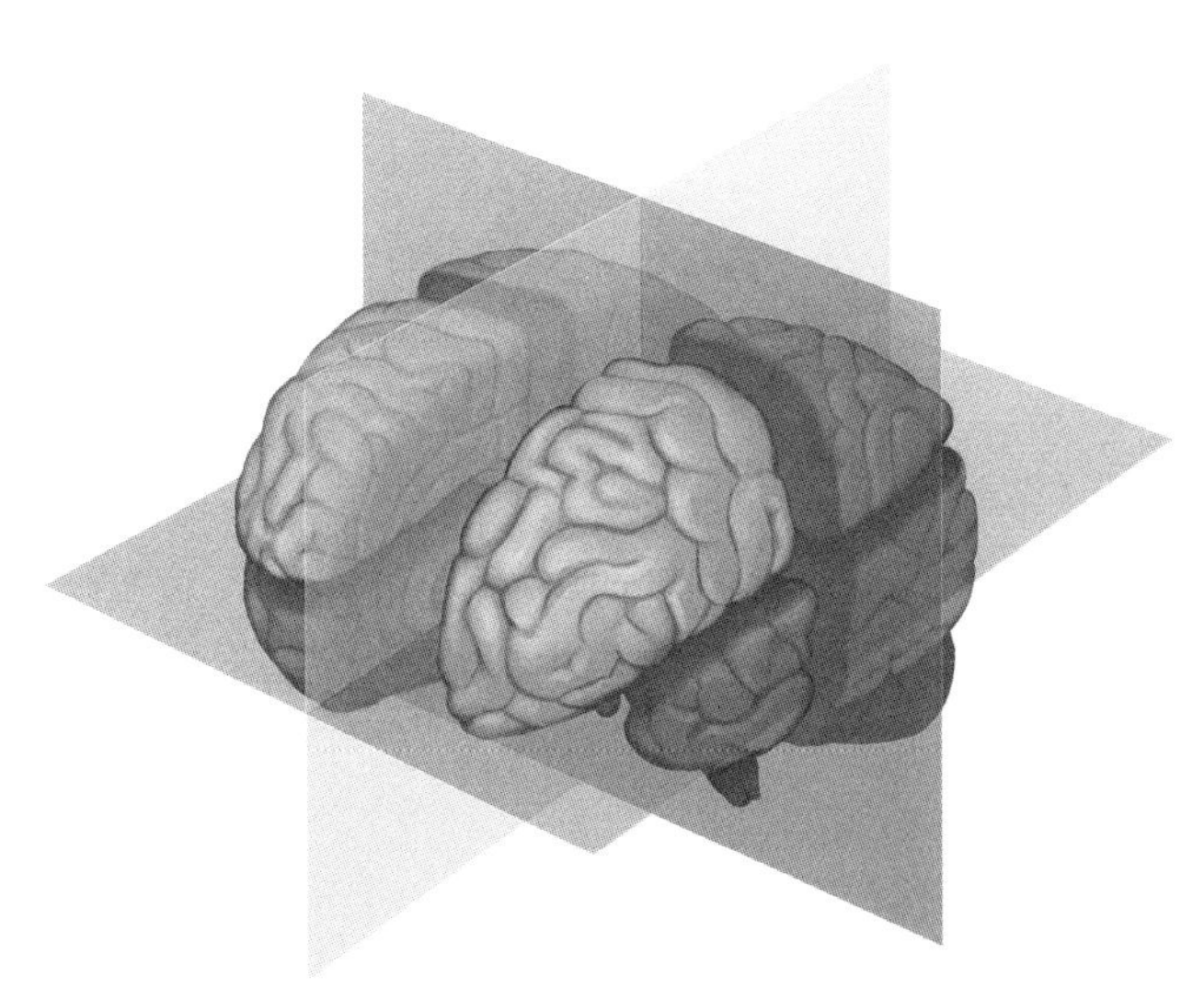

ら適切な言葉の情報を引き出して、その情報を前部の運動性言語中枢にすばやく送ることが難しくなっています。その際、会話に間ができてしまうので、たいてい「あー」「えー」といった意味のない言葉でその間を埋めようとします。

脳の下部には大脳辺縁系があり、ここは感情をつかさどる領域といっていいでしょう。一方、脳の上部は自らの行動を客観的に見てコントロールする役割を担っています。

ここでも、脳の上部と下部の連携具合によって、自分の感情を表わさないようにコントロールできる人もいれば、感情をまったくコントロールできない人もいることが理解できるでしょう。

たとえば、会話の際、いつもあまり考えずに話をしてしまい、その後で自分の言ったことが適切であったか考え込んでしまう人は、脳の上部と下部の連携に問題があります。

つまり、異なる脳領域の連携を高めることは重要であり、それを可能にするエクササイズを生み出すことは意味のあることなのです。

ライフキネティックのエクササイズには、さまざまな脳領域を同時に活動させる課題が含まれています。

私は、そうしたエクササイズを行なうことで、異なる脳領域間の連携が新たに構築されていくと考えています。

ここでちょっと、踏み固められた草道を思い描いてみてください。たとえば、小さな村に新しい幼稚園ができるとします。村の幹線道路から幼稚園までの道もつくられますが、その道は、子どもたちが安全に行き来できる場所にしかつくられません。

新しくできた道の近くに住んでいる親は、子どもの送り迎えがとても楽になりますが、幼稚園から幹線道路へ伸びている道の反対側に住んでいる親は、送り迎えの際に回り道をしなくてはいけなくなります。

しかし、その回り道をしていた親たちは、すぐに近道を探し、幼稚園の裏手に広がる草地を通って、子どもの送り迎えをすることになるでしょう。それにより、踏み固められた道ができます。幼稚園の建設前には意味のなかった草地に、時間を大幅に短縮できる有益な道ができるのです。

9・5　知覚と動きと認知のチームワークを高める

あなたが日常生活をもっとストレスフリーに、もっと楽に、もっとミスなく送りたいと思っているのであれば、身体だけでなく、すべての感覚器官と脳全体をつねに新しいやり方で鍛えていく必要があります。

何でもうまくこなすことができるようになるためには、そうするしかないのです。あなたがどのような職業であっても、またどのような活動をしていても、同じことがいえます。

日々の生活を送る上で不可欠な行動は、つねに知覚と動きと認知のチームワークで成り立っています。ですから、将来いい生活を送りたいのであれば、知覚と動きと認知の能力を高めていくべきでしょう。それも、これらを個別にではなく、できる限り一緒に高めていくのがベストです。

ライフキネティックのトレーニング法は、知覚と動きと認知に関する専門知識から生み出され、理想的な方法でこれらすべての分野をまとめて鍛えることができるようになっています。

私が知る限り、そのようなことができるのはライフキネティックのトレーニング法しかありません。

第10章

ライフキネティックはできないことがメリットになるエクササイズ

ライフキネティックで鍛えることができる能力

この章では、ライフキネティックで鍛えることができる能力と、自宅で行なえることについて説明していきます。

10・1　身体の動きを自在に操る能力

まずは、身体能力についてお話しします。子どもは、座る、立つ、走る、知覚する、表情や身振りを表わすことなど、非常に複雑な行動過程をごく短期間のうちに身につけることができ、子どもの学習能力は計り知れません。

ただ、その能力は年々低下し、とくに思春期からは大幅に下がっていきます。「習うなら若いうち」ともいいますからね。でも大丈夫。誰でも、生涯にわたって学習することができます。

学習する時間は人によって長くなったり、短くなったり、増えたりします。60歳でスキーや車の運転、新しい楽器の演奏を覚えることに苦労している人もいれば、同じ60歳でも、あっという間にできてしまう人もいるのです。

しかし、ある特定の動きを練習して覚えれば、身体を自在にコントロールできるようになるというわけではありません。一生涯のうちでまったく同じ状況が何度も起こることなどないため、特定の動きを覚えるだけではあらゆる状況に備えておくことは不可能です。身体を自在にコントロールするというのは、そのときどきの状況に合わせて身体を柔軟に反応させるということなのです。

もちろん、若いときにスポーツを行なっており運動経験が豊富な人であれば、そうした能力はほかの人よりも優れているでしょう。ただ、運動経験さえあれば十分、とはいえません。

もし、すでに習得した動きで対応できるはずの課題ができないようであれば、脳のネットワークを構築し直すための学習も必要となってきます。

スポーツ選手の中には、ある特定の動きを長い年月をかけて誤って習得してしまった選手もいるでしょう。そのようなスポーツ選手は皆、動きを直すことがどれほど難しく時間のかかることであるのかわかっています。しかし脳は、未知の状況を経験すればするほど、このような新たな状況に対応するための措置をよりうまく講じることができるようになります。

ここで、簡単なテストをしてみませんか？　興味がないようでしたら、このテストを飛ばしても構いません。

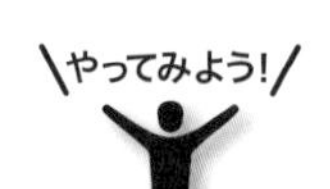

全30パターンの指の組み合わせ、20秒以内にできる?

机か何かの天板の前に座り、両方の手の平を下へ向け、天板の上を軽く指で触れてください。その後、両手を天板から約10センチメートル上まで上げ、そこから図の「まっすぐ伸びた指」で天板を軽く叩いていきます。「天板に置いた指」が図と合っていれば、そのまま両手を上方へ上げ、次の図の指を下ろしていき天板に置きます。これらは、親指以外の指で行ないます。

まずは、左手はこぶしにして、右手の人差し指を天板に置きます。次に、両手を上方へ上げ、今度は両手の人差し指を置きます。また両手を上方へ上げ、右手の人差し指と中指、左手は人差し指のみを置きます。その後で、左手の中指も合わせ、両手の人差し指と中指を置きます。このように続けていき、天板に8本の指を置いたら、今度は逆の順番で指を置いていきます。

そのまま2周目を続けます。2周目は、左手の人差し指から始めて、右手は左手の指を追うようにして置いていきます。天板に8本の指を置いたら、今度は右手の指を先に引っ込めていきます。そして、この全30パターンを行なっている間の時間を計ります。

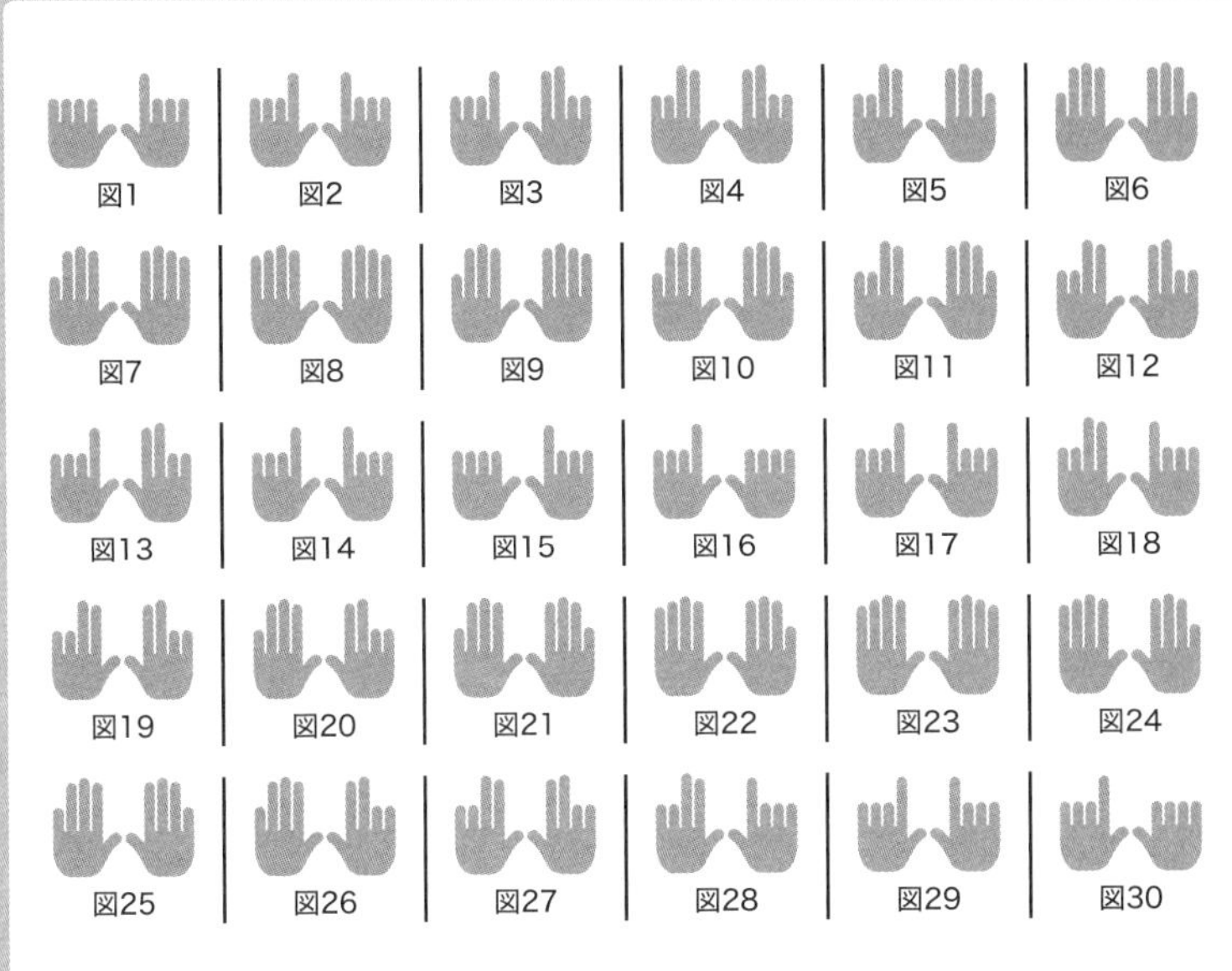

この手順をよく理解するために、一度だけ非常にゆっくりと行なってみてください。その後すぐにテストを開始します。図の順番通りに進めて、その時間を計ってください。

あなたがこの全30パターンを行なうのに20秒以上かかったとしたら、あなたの能力を改善できる余地がまだいくらかあるということです！

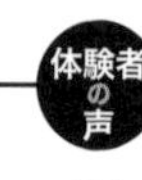

目と手がよく協調して動くようになった

▼シュテファン・ムゼール：シーメンス社

「ライフキネティックによって、私のコーディネーション能力〔複数の器官の動きを協調させたり、全体の動きを調整したりする能力〕が上がり、とくに目と手がよく協調して動くようになりました。さらに、目を鍛えるために、頭を回転させずに眼球だけを動かすことを意識して行なうようになりました」

身体を自由にコントロールできる2つのこと

私は、次の2つのことを行なえば、必ず身体をより自由にコントロールできるようになると思っています。

①つねに新しい動きを行ない、動きのレパートリーを増やすこと
②脳に慣れていない状況を定期的に経験させること

ライフキネティックのトレーニングは、2つのポイントをどれほど押さえているのでしょうか？　ライフキネティックのトレーニングでは、脳に絶えず新しい挑戦をさせるために、つねに新しい慣れていない運動課題を行なうようにしています。そして、すでにお話しした

脳に関する研究結果から、課題を習得するまで行なうということは目的としていません。10回のうち4～6回成功すれば、次の新しいエクササイズを行なうようにしています。そうすることで、つねに目標を持つことができ、ドーパミンの放出量を大幅に増加させることができるのです。

ドーパミンとは、すでに説明している通り、学習や創造性に大切な役割を果たす神経伝達物質です。ドーパミンの放出量が増えると、脳のネットワークがより早く構築されます。しかし、残念ながらドーパミンの放出量が通常よりも多くなる時間はあまり続かず、ふつうは約30分後に通常の量に戻ってしまいます。

効果の立証

多くの被験者のドーパミン値が上昇

本書の93ページに紹介したYourPrevention™による研究（2014年、フローリアン・ヴォルフ&アルフレッド・ヴォルフ）の一環として、ライフキネティックのトレーニングを行なった日に被験者のドーパミン値も測定された。その結果、驚くことに被験者の81％でドーパミン値が15％も上がっていることが確認された！

この測定結果は、ライフキネティックがドーパミン値を上げ、学習能力と創造性を高められることを証明しています。

ライフキネティックのトレーニングでは、完璧にできるまで練習しないため、トレーニングを始めたばかりの人は、「慣れるまで練習したい」という気持ちを抑えるのが大変です。

あなたは子どものころから、家でも学校でも趣味でもスポーツでも、完璧にできるまで練習してきたのではないでしょうか。

じつは、私たちは床をはったり歩いたりすることを覚えるときから、できるまで練習し続けることを学んでいるのです。その後もそうした学習は、前進する動き（走ること、自転車に乗ること、泳ぐこと、バイクに乗ること、スキーをすること、車を運転することなど）を覚えるときに続けられます。

その間に、フォークとナイフの使い方やじっと座っていること、さまざまなスポーツの動きをできる限り上手に行なうこと、ピアノやギターを弾くこと、部屋を片づけること、そして、おそらく洗濯や料理、アイロンがけを覚えるときも、あなたはこのような学習をしてきていることでしょう。

これらのことは、完璧なレベルにするつもりはなくても、完璧でないと思うと、当然、次のステップには進みにくいはずです。

しかし、ライフキネティックでは、完璧なレベルにしようと思う必要はありません。日常生活でライフキネティックのエクササイズを使うことなどまったくないので、エクササイズを1つずつマスターしても意味がないからです。

たとえば、ライフキネティックのレッスン後に上司のところへ行き、147ページのエクササイズを披露して、そのすばらしい能力を認めてもらい昇進をお願いしようと考える人はいないでしょう。

ただ、ライフキネティックのエクササイズによって脳内に新しいネットワークがつくられます。それぞれの脳細胞同士のつながりは何度でも使えるので、あなたはその新しいネットワークをあらゆる生活の場面で利用できるようになるのです。

新しいネットワークがつくられると、毎回、そのネットワークは自動的に大脳皮質の深部に保存され、いつでも呼び出せるようになります。ただ、あなたが生活の中でそのネットワークを使いこなすことができなければ、無駄なネットワークをため込むだけになってしまいます。誰でも、すでにそのようなネットワークは十分に脳に保存しているはずです……。

しかし、ライフキネティックのエクササイズを行なえば、脳は課題を克服するために、それらのネットワークを使おうとします。つまり、エクササイズがうまくできないときだけ、脳はそれを成功させるための対策を探すようになるため、できないことはあなたにとってメリットになるのです。そのことを受け入れて、理解できるようになったら、ライフキネティックのエクササイズを心から楽しむことができるでしょう。

ライフキネティックでは、エクササイズを試してみないこと、つまり「私はそんなこと絶対に学びません！」と思っている人が負けなのです。うまくいくかどうかにかかわらず、試しさえすれば脳に変化が生じるのです。

確かに少しもできなかったら、いつかは欲求不満がたまってくるでしょう。しかし、エクササイズでは、誰もがちょっとした喜ばしい成果を感じることができ、トレーニングを続けたいと思えるはずです。

そして、ライフキネティックには、もう1つのメリットがあります。ライフキネティックのエクササイズは単純な動きに見えるため、あなたは、すぐにできるようになると思う（あるいはそう確信する）はずです。

しかし私は、長年、トレーニングする人がすぐにはできないことに気づいてあぜんとしている姿をしょっちゅう見てきました。おそらく、あなたもそうでしょう。

そのようなときに、皆決まって同じような反応をするのです。まず左右をちらっと見て、ほかの人たちはうまく行なっているのか確認します。

そして、エクササイズが自分の得意分野ではないとしても、自分自身があまりにもできないことに笑ってしまいます。

つまり、短時間のうちに、笑うことも覚えるのです。エクササイズ後にはたいてい、「これほどたくさん笑ったのは何年かぶりだ」と言う人がいます。

ここでまた、こうした効果のある、ライフキネティックの典型的なエクササイズを少し行なってみましょう。早く次を読みたければ、エクササイズを飛ばしても構いません。

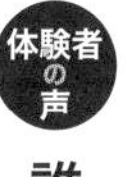
体験者の声

誰にでも適しており、生活のどのような場面でも活用できる

▼アンドレア・ヘンケル - ブルケ：パーソナルコーチ、元バイアスロン選手

「私は、バイアスロン選手だったときから、バイアスロンと同じぐらい情熱を注げるものを探し求めていました。人々に運動をする楽しさを伝えたいと思っていたので、パーソナルトレーナーになるのがいいかもしれないと考えていたのです。

そして、パーソナルトレーナーとして、クライアントがより長く健康で自立した生活を行なうことができるように手助けをしたいとも思っていました。

スポーツ選手のときからライフキネティックのすばらしさを感じていましたが、ライフキネティックのトレーナー教育で、このトレーニングにはさらに大きな可能性が秘められていることを知り、驚きました。

ライフキネティックのよさは、誰にでも適しており、生活のどのような場面でも活用できるということです。競技スポーツ選手に限らず、子どもも高齢者も労働者も経営者も、トレーニングの効果を得ることができます。

現在トレンドになっている運動法のほとんどは、ライフキネティックとは逆の理論のものです。私は、それらとは異なる、新しい理論にもとづくライフキネティックを、ライフキネティックのトレーナー、またアンバサダーとしてドイツからアメリカへ伝えていけることに喜びを感じています」

体験者の声

思い立ったときに、その場で行なえるのがいいね

▼ゲーロ・ハルボルス：シニアエキスパート、シーメンス社

「ライフキネティックの10分間プログラムを楽しんでいるよ。このプログラムは、思い立ったときにすぐに、その場で行なえるというのがいいね」

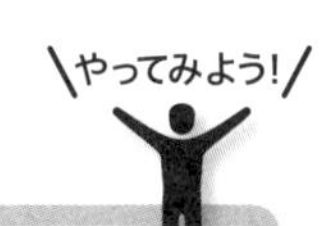

パラレルボールに挑戦!

パラレルボールというエクササイズは、2つの非常に簡単な動きが組み合わされています。ライフキネティックでは、このような運動形態を「動きの複合化」と呼んでいます。それぞれの動きは、誰にでもできて、練習する必要もないほど簡単ですが、それらを組み合わせると面白いエクササイズになります。

まず、ボールか何か小さな丸いものを両手に1つずつ持ってください。

1つ目の動きは、ボールを持ったまま腕を交差させる動きです。交差させるときに、左腕を上にしたら、次は右腕を上にするというように、毎回上下を逆にしていきます。

2つ目の動きは、両手に持ったボールを同時に20センチメートルほどまっすぐ上方へ上げ、そのボールを手でつかむ動きです。それぞれの動きを2~3回行なってみましょう。

では、この2つの動きを組み合わせていきます。まず、ボールをまっすぐ上方へ上げ、その間に腕を交差し、交差したままの状態でボールを手でつかみます。

次に、腕を交差した状態でボールをまっすぐ上方へ上げ、その間に腕の交差をほどき、その状態でボールを手でつかみます。

交差させるのは、ボールを上げる方向ではなく腕であることを忘れないでください！　うまくできましたか？　うまくできたらすばらしいですが、うまくできないほうがもっといいのです！　脳がこれを成功させるための対策を探すことができますからね。これは、とてもポジティブなことなのです！

ところで、うまくボールをつかめたとしても、腕をつねに同じように交差させていたのではないでしょうか。予行演習では、腕を交差する際に右腕を上にしたら、次は左腕を上にしていましたよね。

今度は、このことに気をつけ、そして「重要なのは、うまくできるかどうかではなく、試してみることだ」ということを意識しながら、行なってみてください。

ライフキネティックのエクササイズはすべて、いくらでも変化させていくことができるようになっています。もちろん、このエクササイズもそのようになっています。

ライフキネティックでは、自然にはできない動きを行なうようにしているため、自然にできるようになる前に次の動きに移ることが必要だからです。

つまり、ものすごい量のエクササイズが必要になってくるのです。

①手に持つ

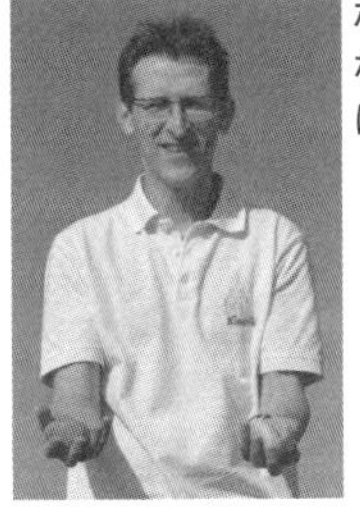

ボールか何か小さな丸いものを両手に1つずつ持つ

②投げる

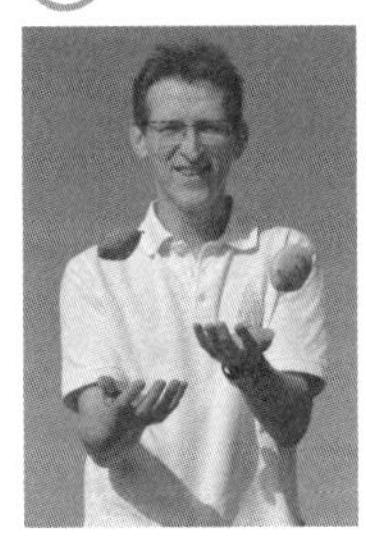

ボールをまっすぐ20センチメートルほど上方へ上げる

③腕を交差する

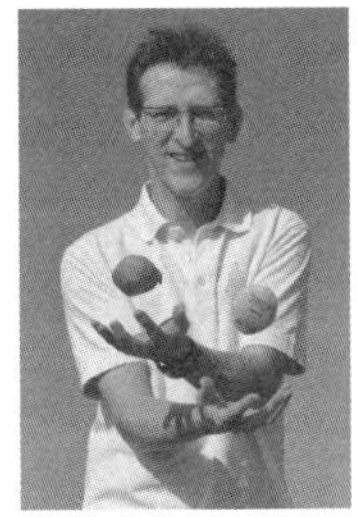

投げている間に腕を交差する(左腕を上にしたら、次は右腕を上にするというように、毎回上下を逆にする)

④つかむ

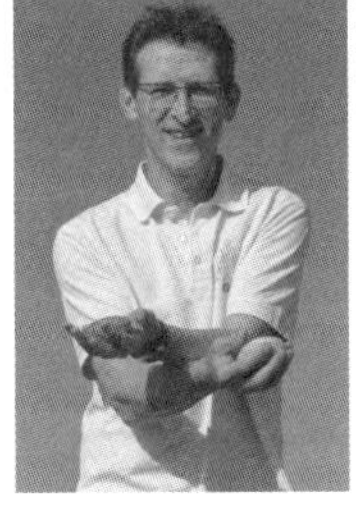

交差したままの状態でボールを手でつかむ

⑤投げる

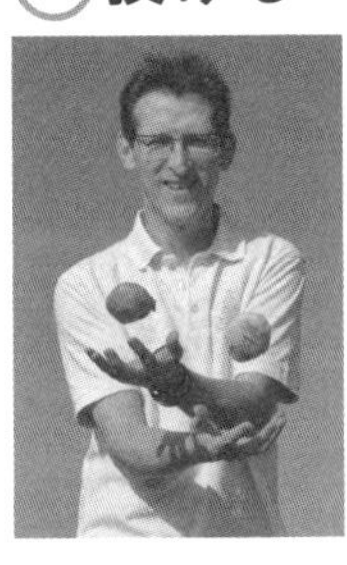

腕を交差した状態でボールをまっすぐ上方へ上げる

⑥つかむ

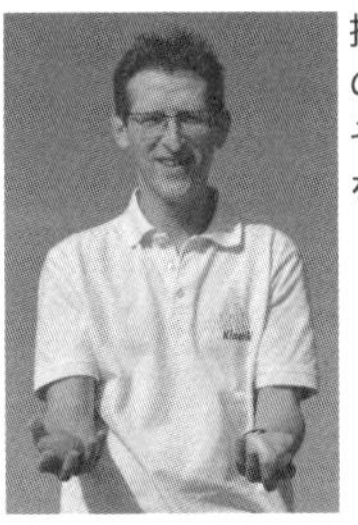

投げている間に腕の交差をほどき、その状態でボールを手でつかむ

10・1・1　基本的な動き

ライフキネティックは、つねに何らかの動きを伴うことが前提となっているため、身体を動かさずに頭だけを使うものは、ライフキネティックのエクササイズではありません。

さらに、ライフキネティックのエクササイズは、知覚と認知のトレーニングも組み合わされた非常に特殊なものです。そのため、エクササイズの動きも、それに対応できるように、これから紹介する4つのいずれかの基本形態になっています。

1つ目は、「基本的な動き」です。ライフキネティックでは、歩く、飛ぶ、腕を回すなどの約100の単純な動きを「基本的な動き」と定義しています。この動きは、通常ではしない体位でも行なうことが可能だからです。インターネットが普及する前に生まれた子どもたちは、いつもと違うように歩いてみるなど、気軽に自らいろいろな動きを試していましたが、今ではこのようなことが当たり前ではなくなりました。

よじ登ったり、バランスをとったり、ゴム跳びや縄跳び、跳び箱をすることが、残念ながら時代の流れとともにコンピュータゲームやチャット、ツイッターに置き換わっています。

カールスルーエ大学（ドイツ、カールスルーエ）（現在、合併によりカールスルーエ工科大学）のクラウス・ベース教授が2007年に子どもと青少年を対象に行なった研究では、3センチメートル幅の板の上を後ろ向きに2歩以上歩くことができた被験者は35%にすぎなかったという結果が出ています。２００７年は、社会の情報化が急速に進んだ時期でもあるので、その後に同じ研究をしたら、その割合はもっと低くなっていたことでしょう。

ですから、簡単に行なうことができそうだと思えるような動きをエクササイズに取り入れることも必要なのです。ただ、「基本的な動き」が単純であればあるほど、知覚と認知の課題は複雑になってきます。なぜなら、ライフキネティックでは、脳に大変な思いをさせることで、脳の能力を高めようとしているからです。このようなエクササイズに興味があれば、ぜひ次のエクササイズを行なってみてください。

やってみよう！

レッスン1：基本的な動き

まずは、縄かひもで、床に直径2メートル以上の円をつくります。そして、本を開き、中身が読めるように身体の前で、その本を両手でしっかりと持っておきます。

次に、円の上を後ろ向きに歩きながら、あるいは後ろ向きに片足で軽くジャンプしながら、本を読みます。そのとき、本の中の名詞を1つおきに大きな声で読み上げてください。

10・1・2 動きのチェンジ

２つ目は「動きのチェンジ」です。これは、２つの異なる動きを交互に行なうということです。それぞれの動きが単純なものであれば、動きのチェンジを視覚的、聴覚的、触覚的な合図で行なうことが多いのですが、それぞれの動きが複雑であれば、単にそれらの動きをチェンジするだけで十分です。日常生活でも、このように行動をチェンジしていくことがひんぱんにあります。

たとえば、パワーポイントでプレゼンテーション用の資料をつくっているとき、試験勉強をしているとき、本を読んでいるとき、あるいは新しいレシピで料理しているときに、突然電話が鳴ったり、隣人がベルを鳴らしたりすることもあるでしょう。

そして、電話を切ったり、隣人に対応したりした後に、それまでしていたことに再び戻らなければなりません。

あなたの場合、元の作業を再開するのにどのくらいかかりますか？　もちろん、すぐに始めることができれば完璧です。しかしおそらく、プレゼンテーション用の動画をどこまで作成していたのか、本をどこまで読んでいたのか、塩をすでに振りかけたのか、わからなくなっているのではないでしょうか？

このような場合に次の行動にすばやく対応していけるよう、動きをチェンジするエクササイズで訓練していくのです。それができるようになると、日常生活で時間を節約でき、ストレスも減ります。ではここで、先ほど紹介した「基本的な動き」から成るエクササイズを、「動きのチェンジ」のエクササイズに少しつくり変えてみましょう。

レッスン2：動きのチェンジ

基本的には151ページのエクササイズと同じですが、今回は、歩く方向をチェンジしていきます。本の中で、母音で始まる名詞が出てきたら、その名詞を大きな声で読み、その際に歩く方向をチェンジします。

しかし、次に母音で始まる名詞が出てきたときは、歩く方向を変えません。これを繰り返していきます。

また、別のバージョンとして、片足でジャンプする場合は、ジャンプする方向をチェンジするのではなく、ジャンプする足をチェンジします。

10・1・3　動きの複合化

3つ目は「動きの複合化」です。2つ以上の動きを同時あるいは非常に短い間隔で代わる代わる行なっていきます。それぞれの動きは、誰にでもすぐにできるくらいとても単純であるため、練習する必要もありません。

しかし、それらを組み合わせると、挑戦する価値のあるものとなります。1つずつはごくありふれた動きでも、ふつうではあり得ないような組み合わせにすることで、たいていの人があぜんとするほど難しい動きになるのです。

私たちの日常生活の中でも、無意識に行なっているいくつかの動きを、これまで経験したことがない状況に合わせて瞬時に変えていかなければならないことが多くあります。

たとえば、滑って転びそうになる場面を思い描いてみてください。あなたが、ある店に入ったとします。店内は、子どもが落としたアイスクリームの掃除が終わったばかりです。店員から「どうぞお進みください」と声をかけられ、あなたは、まだ濡れている床を2～3メートルくらい滑るように移動していきます。

しかし、そうして店内を進んでいくうちに転びそうになってしまいます。そのときあなたは、「前に進む動き」と「転びそうになる動き」の2つの動きにすぐさま対応しなければなりません。

この場合、あなたが「動きの複合化」のエクササイズで訓練していなければ、おそらく、うまくいってもお腹から胴体着陸するくらいしかできないでしょう。ということで、ここで、

151ページのエクササイズを「動きの複合化」のエクササイズに変えてみましょう。

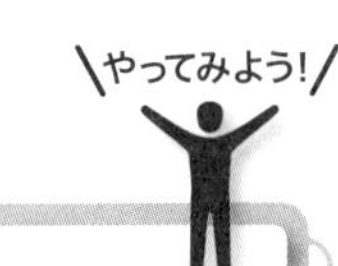

レッスン3：動きの複合化

基本的には151ページのエクササイズと同じですが、今回は、「足が床につくたびに、本を持っていない手で、その床についたほうの足の太ももを軽く叩く」というルールをつけ加えます。

また、別のバージョンとして、母音で始まる名詞が出てきたら、その後は、床から上がっているほうの足の太ももを手で軽く叩いていき、再び母音で始まる名詞が出てきたら、今度は床についたほうの足の太ももを軽く叩いていく、というやり方もあります。

10・1・4 動きの円滑化

4つ目は、「動きの円滑化」です。これは、「動きの複合化」の変型で、ライフキネティックのエクササイズの中で、もっとも難易度の高い運動形態になります。「動きの複合化」と同様、2つ以上の動きを同時に行なっていきますが、少なくとも1つの動きは同じ形で規則的に行ない、急にほかの動きが加わっても、変化させずに続けます。

日常生活でも、このような動きをすることがあります。たとえば、あなたが職場に向かう途中で、電話をしながら地下鉄構内の階段を下りているとします。たくさんの人があなたの周りを行き交っているため、あなたは自分の足元がよく見えません。すでに階段を降りきっているにもかかわらず、電話に気をとられて、もう1段あると思ってしまいました。当然、慌てふためき、つまずきましたが、何とか転ばずに済みました。

さて、このようなとき、ハプニングを電話の相手に気づかれてしまいますか？　それとも、何事もなかったように電話を続けることができますか？

また、あなたが会議の席で発表者の興味深い話に耳を傾けているときに、突然、隣の席の人があなたに、机の上に置かれている会議用の飲み物のうちリンゴジュースを手渡してほしいと頼んだとします。

手渡した後、あなたは発表者の話を引き続き理解することができるでしょうか？　それよりも、まずは話の主題から思い出す必要がありそうでしょうか？

このように、突然のハプニングが起こったり、妨げられたりした後でも、「動きの円滑化」のエクササイズで訓練していれば、電話をスムーズに続けたり、話の流れについていったりすることができるようになるでしょう。

またここで、151ページのエクササイズを「動きの円滑化」のエクササイズに変えてみましょう。

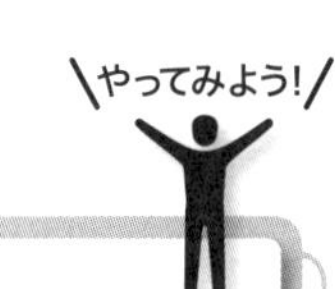

レッスン4：動きの円滑化

基本的には151ページのエクササイズと同じですが、今回は、本を片手で持ち、本を持っていないほうの腕を回し続けます。

腕を回す方向はどの方向でも構いません。さらに、母音で始まる名詞が出てきたら、歩く方向を替えたり、ジャンプする足を替えたりもしますが、その間も腕を回し続けます。

もしあなたが4つのエクササイズを順番に行なっていたら、進むたびに難易度が上がっていることに気づいたことでしょう。このことがまさに、ライフキネティックのすべてのトレーニングプログラムに共通する目標です。

このようにして、脳につねに新しい挑戦をさせているのです！　そのため、1つのエクササイズ（そのバリエーションも含みます）を10分以上続けることは決してありません。

また、通常は、1回のトレーニングで4つの運動形態を混ぜ合わせて行なうことはしません。

10・1・5 日常生活におけるアドバイス

日常生活においてどのようなことをすれば、脳に未知な状況を定期的に経験させることができるのか、考えてみてください。

すでにさまざまな大衆誌などで、よくあるアドバイスを何度も目にしてきたことと思います。たとえば、いつもと違うほうの手で歯を磨いたり、片足立ちで歯を磨いたり、食事の際にナイフとフォークをいつもと逆の手で使ったり、いつもとは違う道を通ってスーパーマーケットへ行ったり、利き手ではないほうの手で文字を書いたり……。

もちろん、試してみることに何の問題もありません。ただ、もっと脳を鍛えるには、たとえば階段を後ろ向きに上り、その際、階段にそれぞれの足のつま先から乗り、次にそれぞれの足のかかとから乗ることを繰り返す――このような方法もあるでしょう。

また、洗面所で行なえることもあります。まず、洗面所に手鏡を持ち込み、手鏡の中で「洗面所の鏡に映った自分の姿」を見ることができるように、手鏡をあなたの身体の斜め横に持っていきます。

そして手鏡の中の「洗面所の鏡に映った自分の姿」を見ながらフェイスクリームを顔のどの部分に塗るか決めて、実際にその部分にフェイスクリームを塗り、その部分が合っているかどうか確認します。

ほかにも、手鏡の中の「洗面所の鏡に映った自分の姿」と、洗面所の鏡の中の「手鏡に映った自分の姿」を交互に見ながら、フェイスクリームを塗っていくという方法もあります。

もし、近くに鏡があり、このようなエクササイズに興味があれば、次のページのエクササイズを行なってみてください。すぐに読み進めたければ、１６２ページまで飛ばしても構いません。

このエクササイズを行なうには、まず、次の枠内の文字を読むことができるように本を回転させてください。

鏡の前に立ち、鏡の中で次のグレーの枠内の記述を読むことができるように本をひっくり返してください。

この記述を鏡の中で[illegible]読むことができるようになれば、それらが合っています。
次に、この記述と次のページを鏡の中に映して見ることができるように、下に来る
ページを少し自分のほうに引き寄せます。その状態にしたまま本を両手に持ち、鏡を見ながら、
[illegible]の手の指で図の線を矢印の方向へなぞってください。

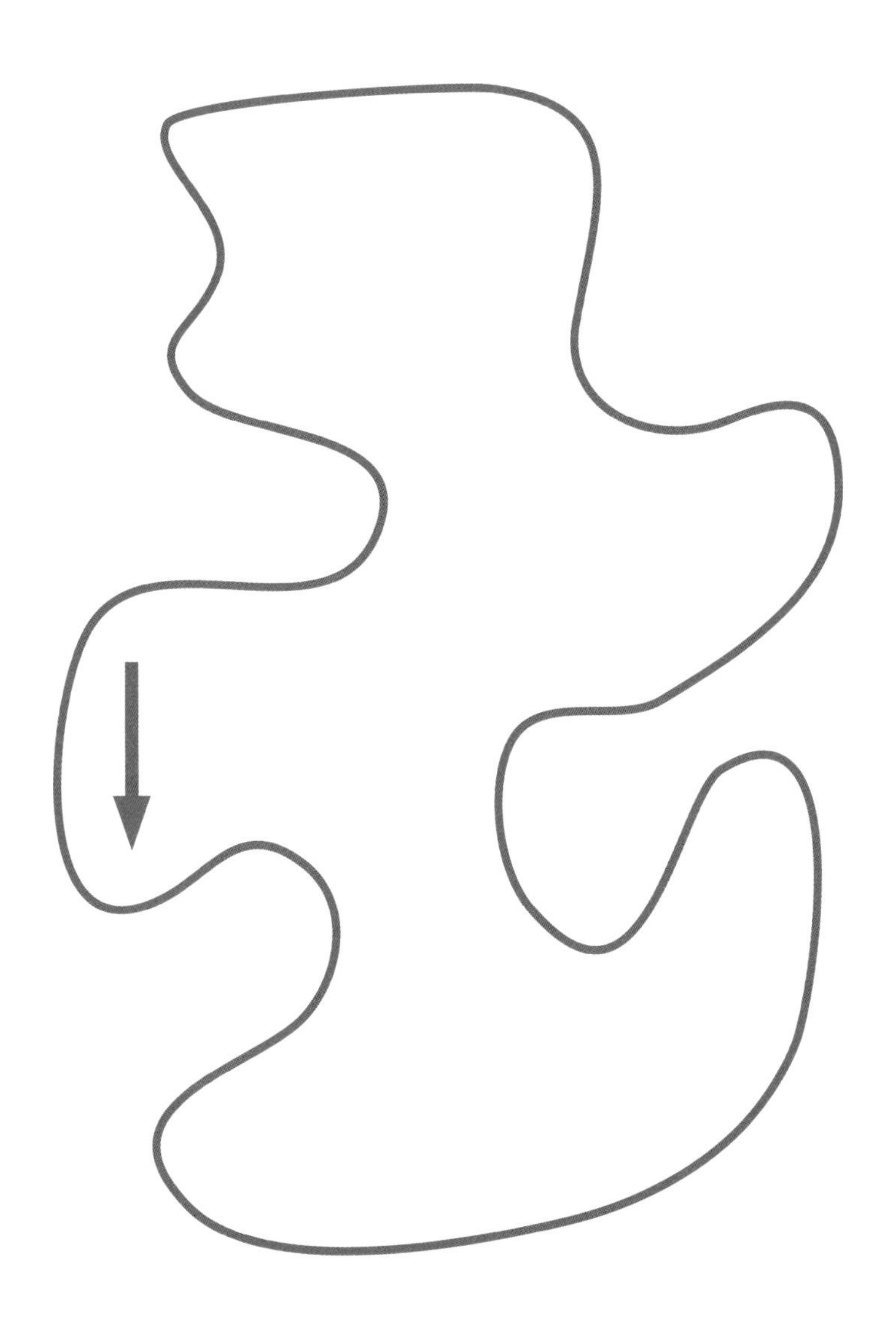

10・2 知覚能力

生活する上では、身体能力のほかに、知覚能力も非常に重要となってきます。知覚の中では、もちろん視覚がもっとも重要ですが、ほかの知覚も状況により大きな役割を果たします。たとえば味覚と嗅覚は配偶者選びや食事のときに役立ち、日常生活の動きでは聴覚、平衡感覚、触覚が活躍してくれます。

そのためライフキネティックのエクササイズには、次の4つの知覚能力を鍛える要素が含まれています。

①視覚
②聴覚
③平衡感覚
④触覚

体験者の声

ファール病の私が前向きに人生を送ることができるようになりました

▼ラルス・レーベルク：元家具職人、現在主夫

「私はファール病を患っています。その関係で、早口になり、軽い構音障害（発音が正しくできない症状）に見舞われ、朝にめまいを感じていました。また、歩き始めが不安定で（いくらか歩くと消えるのですが）、耐えられるほどではあるもののわずかな頭痛がつねにありました。そ

のため、リハビリテーションの病院に通っており、そこの理学療法士の勧めでライフキネティックのトレーニングに参加するようになったのです。

トレーニングの効果を感じたのは、始めてから5週間ほど経ったときでした。朝にめまいが起きておらず、周りがゆがんで見えるような感じもなくなっていることに気づいたのです。毎日続いていた頭痛も消えていました(これが最初に感じた効果です)。

そして、発話速度も徐々に下がっていきました（これは私が言語療法を根気よく続けたからでもありますが)。構音障害は相変わらずありますが、ライフキネティックを行なっていなければ何も変わっていなかったはずです。

ですから、この経験がほかの患者さんたちにも役立つのではないかと思い、この手紙を書かせていただきました。大げさに聞こえるかもしれませんが、私はライフキネティックのおかげで前向きに人生を送ることができるようになりました。しかも、1週間に60分間のトレーニングを受けただけで、そう思えるようになったのです」

10・2・1 視覚

人間が感覚受容器から得る情報のうち、85%が視覚情報であるといわれています。視覚がそれほどまでに重要な感覚であれば、当然、視覚の能力をできる限り上げたいものです。しかし、ライフキネティックでは、近視や遠視といったよく知られている視力の問題を解決するのではなく、光の屈折に関与する目の筋肉と大脳皮質の視覚野の連携を改善することを目指しています。

その具体的な機能としては、次の5つになります。
「動いている対象を目で追う機能」「対象に視線を合わせて固定する機能」「対象を見ているときに、その周辺の状況を目でとらえる機能（周辺視）」「空間を立体的に見る機能」「対象までの距離と対象の速度を推定する機能」です。

残念ながら、これらがうまく協調して、視覚システムが理想的な状態で働いている人は、非常に少ないのです。あなたの場合はどうなのか、次の質問で調べてみましょう。

次の質問にできる限り速やかに答えてください。質問の横に書かれている数字は頻度を表し、1＝まったくない、5＝非常に多いとなります。該当する数字に×印をつけてください。その後、×印をつけた数字を□の中に書き入れ、最後にその数字をすべて足して、合計値を出します。では、始めてみましょう！

〈質問〉

目の疲れの問題

質問	評価	点数
近くを見る作業をすると疲れる	1 2 3 4 5	
読書の途中で目を閉じたくなる	1 2 3 4 5	
目をこすったり、目を細めてまばたきをしたりする	1 2 3 4 5	
読書など目を使うことをしている最中にわけもなく涙が出る	1 2 3 4 5	
読書など目を使うことをしている最中にまぶたが熱く感じる	1 2 3 4 5	
読書の後に目の周りに痛みや圧迫感を感じる	1 2 3 4 5	
画面を見ながら行なう作業で目が疲れる	1 2 3 4 5	
夜間に車を運転するのは難しい	1 2 3 4 5	
テレビを見ているときに疲労感を覚える	1 2 3 4 5	
書き物をしている時間が長いほど、文字の並びが不規則になってくる	1 2 3 4 5	
手先の動きに問題はないが、工作やパズルがうまくできない	1 2 3 4 5	

目の機能の問題

質問	評価	点数
近くから遠くに視線を移すと見えにくい	1 2 3 4 5	
遠くから近くに視線を移すと見えにくい	1 2 3 4 5	
文字が不鮮明で、ぼやけて見える	1 2 3 4 5	
文字がちらつく	1 2 3 4 5	
書いた文字の並びが整っていない	1 2 3 4 5	
改行のときに、行を飛ばしてしまう	1 2 3 4 5	
読書のときに指や定規を使って、読んでいる場所を確認しながら読む	1 2 3 4 5	
近くを見ているときに、短時間、ものが二重に見える	1 2 3 4 5	
遠くを見ているときに、短時間、ものが二重に見える	1 2 3 4 5	
光を非常にまぶしく感じる	1 2 3 4 5	
肩や首の筋肉がこわばっている	1 2 3 4 5	
投げられたボールを手でつかむことが難しい	1 2 3 4 5	
バドミントンのシャトルやテニスボールを打ち損ねる	1 2 3 4 5	
頭痛がある	1 2 3 4 5	

合計値

合計値が25以上であれば、視覚システムが理想的な状態で働いていないということです。もし、50以上であれば、早急に視覚システムを改善するトレーニングを行なうことをお勧めします。

研究報告

視覚システムの機能が認知能力にかかわっている

視覚が日常生活に与える影響に関して、注目すべき事実が明らかになっている。2003年にノースイースタン州立大学（アメリカ、タレクア）のウィリス・クレム・メイプルズが認知能力に影響を及ぼす要因について研究したところ、社会経済的な地位などの要因と比べて、視覚システムの機能がもっとも認知能力に大きくかかわっていることがわかった。

同研究で、読字に問題のある子ども（被験者）の75％に、視覚の異常が認められた。これらの被験者は、脳内での視覚情報の処理速度が通常よりも遅かったのである。読字の低下のように日常生活を困難にさせる症状は、ほかにも、頭痛、目の灼熱感、複視、近くを見る作業での疲れやすさ、集中力の欠如など数多くあるが、これらの症状は、目の機能を鍛える視覚トレーニングによって著しく改善し、長期にわたってその効果が続く可能性があることが示された。

目の機能を鍛える視覚トレーニングによってこのような効果が得られることは、ほかの複数の研究でも立証されています。

では、目の機能について説明していきましょう。たとえば、移動する対象を確実に知覚するためには、対象から視線を外さないように、目の筋肉をうまく使って両目の眼球をほぼ同じように動かすことが必要です。そうでなければ、対象が視界から消えてしまうでしょう。あなたがパーティーで知り合いから車の鍵を投げ渡されたのに、それをつかむことができなかったら、赤恥をさらすことになるのは目に見えています。

文章を読むときにも、この能力は必須です。私たちは、文字を読むことを覚え始めたときには1字ずつ文字を読んでいましたが、その後は1字ずつではなく語句（単語や句）ごとに読むようになります。ただこの場合、「読む」という表現は適切ではないかもしれません。

正確にいうと、私たちは文字を絵として見ているからです。私たちは、それぞれの語句を、「語句の長さと高さのバランス」と「最初の文字と最後の文字」で形づけられた絵として見ています。まずはその絵を頭の中に入れていき、それと同時にその絵の意味を記憶から引き出すことで、文章の内容を理解しているのです。

しかし、目が継続的に文字を追わずに、目線が「跳んで」しまうと、語句のいくつかの文字が視界から消えてしまい、本来とは異なる絵を見ることになります。その結果、誤った絵を無意識に頭に入れて、内容にそぐわない意味を引き出してしまい、書かれていることが理解できなくなります。

もし、そのときに見た絵が記憶の中になければ、行き詰まってしまい、もう一度その語句の文字を1字ずつ確認しなければいけなくなるでしょう。私たちは、そうして書かれていることを完全に理解できるようにしていくのです。

ですから、あなたが薬局でこれまでに見たことのない名前の薬をもらったら、その薬がどのようなものか忘れないように、まずは薬の名前を1字ずつよく見て、意味付けし、その文字と意味を一緒に記憶することが必要です。

次の文章を読んでみると、そうした目の機能が働いていることを、あなた自身で確かめることができます。

イリギス　の　だがいく　が　おなこった　けきゅんう　にるよと、わしたたち　は　ぶよんしう　を　よとむきに　ごく　の　もじ　が　たしだく　はれいつ　さてれいるか　ど

かうは　きにてしいない　という。その　ごく　の　さしいょ　と　さいご　の　もじ　がたしだい　いち　にれあば、そいれがいの　もじ　が　ババララ　になていっても　もだんいなく　なよいう　を　りかい　できる。とういことは、わしたたち　は　ぶょんしう　をよとむきに　いちじ　ずつ　みいてる　のでなはく、おおっぱざに　ひとつ　の　ごく　をみいてる　という　こでとは　ないか。

（イギリスの大学が行なった研究によると、私たちは文章を読むときに語句の文字が正しく配列されているかどうかは気にしていないという。その語句の最初と最後の文字が正しい位置にあれば、それ以外の文字がバラバラになっていても問題なく内容を理解できる。ということは、私たちは文章を読むときに1字ずつ見ているのではなく、おおざっぱに１つの語句を見ているということではないか。）

残念ながら、読み書きがうまくできない人が年々増えており、とくに高校生以下の学生でその傾向が強くなってきています。高校生以下の全学生のうち遺伝性の読み書き障害である学生の割合は４％です。ドイツの全人口に占める同障害者の割合もほぼ同じであるため、約３００万人のドイツ人がこの障害に見舞われているということになります。

しかし、遺伝性ではないけれども読み書きに非常に問題のある人は、それよりもはるかに多く、ドイツでは750万人に上るといわれています。

2013年に行なわれた国際成人力調査（PIAAC）で、ドイツ人の大人の6人に1人は読字能力に問題があることが明らかになりました。また、読むことが苦手な人には大人でも子どもでも、たいてい前述した、目線が「跳んで」しまう問題があることもわかりました。

サッカードといわれる、眼球の跳躍性運動は、先ほどの「跳ぶ」現象とは異なります。目で2つの対象をできる限り早くとらえるためには、視線をジャンプさせる必要があるのです。たとえば、ある空間の情報をすばやく得るために、両目の眼球はできる限り左右そろって、その空間の1点から次の1点までジャンプしています。あなたの場合、これがどのくらいできているか、次のテストで見ていきましょう。

もし、このテストに興味がなければ、テストの後の文章からまた読み進めてください。

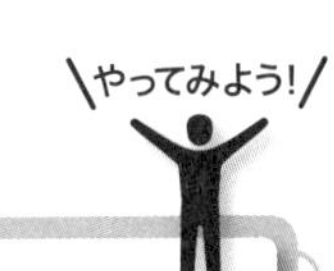

眼球の跳躍性運動で視覚をジャンプさせよう

左右の文章に記されている語句を交互に見ながら、内容を理解していきます。

まず右の文章の1番目の「とても」を読み、次に左の文章の1番目の「重要な」を読みます。

次に、右の文章に戻り2番目の「視覚能力」を読んだら、左の文章に移り2番目の「の」を読みます。このように続けていきます。

とても　視覚能力　中　ほかにも　や　認識　能力　ある。　再び
挙げよう。　パーティーで、　自分の　強調する　大きな　したと
このときに、　先ほどの　持っているか　関係　もし　いなければ、
身振りを　右隣に　女性に　あなたの　傾き、　襟もとを　羽目に　いた

重要な　の　には、　周辺視　空間　の　が　ここで　例を
前述した　あなたが　話を　ために　身振りを　しよう。
あなたが　能力を　どうかが　してくる。　持って　大きな
した瞬間に、　立っている　ぶつかって、　グラスが　自らの　汚す　なって　だろう。

このテストで左右交互にうまく見ることができず、内容を理解できなかったという人は、次の文章を読んでみてください。

とても重要な視覚能力の中には、ほかにも周辺視や空間認識の能力がある。ここで再び例を挙げよう。前述したパーティーで、あなたが自分の話を強調するために大きな身振りをしたとしよう。このときに、あなたが先ほどの能力を持っているかどうかが関係してくる。もし持っていなければ、大きな身振りをした瞬間に、右隣に立っている女性にぶつかって、あなたのグラスが傾き、自らの襟もとを汚す羽目になっていただろう。

その場合、あなたはその女性に謝るどころか、見えなかっただけだと言うかもしれませんね。もちろんそのようなことはなく、あなたの目はその女性をきちんと見ていたはずです。ただ、両目から入ってきたそれぞれの画像が短い間に完全に融合されず、脳が見たものの一部しか知覚しなかったのでしょう。

つまり、このようなみじめな状況が起こるくらい周辺視能力がひどく低下していたことになります。あるいは、周辺視能力には問題がなく、自分の周りの空間を正しく認識できなかった可能性もあります。

もし、あなたが、あの女性がもう少し離れていると思ったのであれば、その理由は2つ考えられます。1つ目は、その女性との距離を誤って判断してしまったから。このことについては、後ほどもっと詳しく説明します。そして2つ目は、空間をうまく立体的に見れなかった可能性があるからです。

こうした周辺視と空間認識の質は、ほぼ脳の能力によって決まるので、トレーニングによって向上させることができます。

ところで、あなたが知人と3D映画を観に行った後、あなたはそのすばらしい効果に感激していたにもかかわらず、知人は「たいしたことなかった」と言っていたことはありませんでしたか？

あなたには、まるで映画の中のものや人がスクリーンから飛び出してきているかのように見え、自分に向かってくるものに当たらないように何回か頭を傾けたりしたはずです。

それとも、逆だったのかもしれません。知人はその迫力について熱く語っているのに、あなたはその話についていけなかったことがあったのではないでしょうか？

3D映像の効果にあまり感動できなかった人は、三次元空間をうまくつくれなかったのだと思います。これを可能にする役目を担っているのは、脳です。

スクリーンの映像は二次元空間ですが、さまざまな技術を使って、脳内で立体感を生み出すことができるように加工されているのです。今では、こうした技術がずいぶんと進歩し、二次元空間から三次元空間を簡単に生み出すことができるようになっています。ただ、この能力が優れている人は、特殊な加工が施されていない平面図でも立体的に見ることができます。

次のテストで、あなたにこの能力があるのか簡単に調べることができます。テストを飛ばして、１８０ページからまた読み進めても構いません。

\やってみよう！/

何が見えるでしょうか？

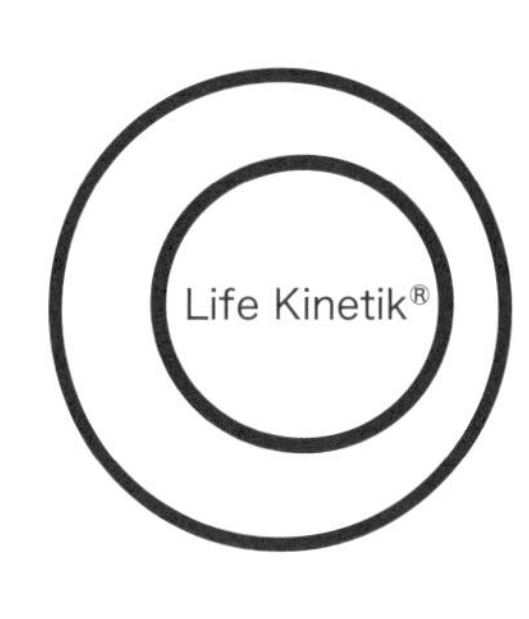

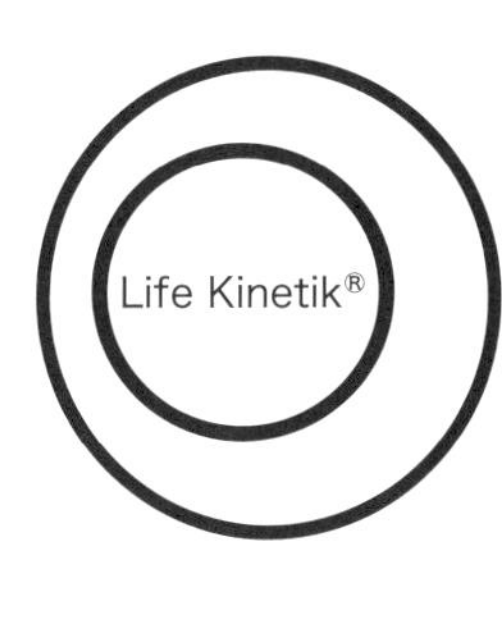

2つの二重丸と1本の垂直線が描かれている上の図を、3つの二重丸と2本の垂直線が描かれているように見えるよう、視線の位置を変えてみてください。

これがうまくできると、3つの二重丸のうち中央の二重丸に何かが起こってくるはずです。

では、すぐに始めてみましょう。

うまくできなかったら、後述のヒントを参考にしてください。

次のいずれかの結果になったことと思います。

①3つの二重丸をつくることができ、真ん中の二重丸が図のちょうど中央に来ており、その中央の二重丸が立体的に見える。その際、大きい輪が手前に、小さい輪が奥にあり、その中間の距離に「Life Kinetik®」の文字が輪の中央で浮いているように見え、その文字をはっきりと読むことができる。

②小さい輪が手前に、大きい輪が奥にあるように見える。それ以外は①と同じ。

③「どういうこと？　2つの二重丸しか見えない。どうしたら3つも二重丸をつくることができるのだろう？」と思う。

あなたの結果が①であれば、左右の目の視軸がこの本の位置よりも上で交わっていたということになります。つまり、本よりも手前で焦点を合わせていたのです。

結果が②であれば、視軸がこの本の背後で交わっていたということになります。つまり、実際の本を透視して、本の向こう側に図が見えていたのです。ただ、このようにして三次元の世界を認識できたとしても、「Life Kinetik®」の文字がはっきりと読めないようであれば、視覚システムが理想的な状態で働いているとはいえません。

結果が③であれば、次の2つのヒントを参考にもう一度行なってみてください。

本を片手で持ち、あなたの顔から40センチメートルほど離します。そして、もう片方の手の人差し指を上に向けて、本とあなたの頭のちょうど中間に置き、その指をじっと見つめます。すると、指の後ろに3つの二重丸が見えてくるはずです。

それでもうまくいかなければ、次の方法を試してみてください。

まず、あなたから3メートルほど離れた、ある1点をじっと見つめます。そして、その1点とあなたの頭の間に本を差し込みます。このとき、その1点から視線を外さないようにしてください。これでうまくいけば、小さい輪が手前にあるように見えるでしょう。

どちらでもうまくいかない場合は、空間を立体的に見る能力を改善させる必要があります。また、立体像を一瞬しか見ることができなかった場合も同じです。いずれにしても、ヒントなしで立体像を見続けることができなかったら、空間を立体的に見る能力を十分に発揮できていないということです。しかし、それは同時に、まだ潜在能力があるということなのです！

すでにお話ししている通り、周辺視能力が改善されれば、視覚情報が増えてもあまり混乱せずに済みます。ただ、それでも情報をできる限り早くフィルターにかけて大切な情報を絞り込んでいき、脳内でその情報を保持していくことが重要です。

そして、対象に視線を固定し、「目の中」でもその対象を保持していくことが、日常生活を送る上で欠かせない能力となってきます。

たとえば、道路にたくさんの人がいて、あなたは自分の周りの人をすべて見ていたとします。しかし、自転車が誤って歩行者専用道路の上をあなたのほうに向かって走ってきたときに、あなたがその自転車を重要な情報として選び出すことができなければ、意味がありません。結局、自転車を急いで避けるかどうかの判断ができなくなってしまうからです。

ここで、再びちょっとしたテストを紹介します。時間に急かされている状況の中で、どれだけ対象を見続けることができるかどうかを、このテストで見ていきます。テストを行なうつもりがないようでしたら、その後の文章からまた読み進めてください。

テストに興味があれば、左の図で帽子をかぶっている人の数を、指を使わずに目だけで数えてください。そして必ず、その間の時間を計ってください。

やってみよう!

帽子をかぶっている人は何人でしょう?

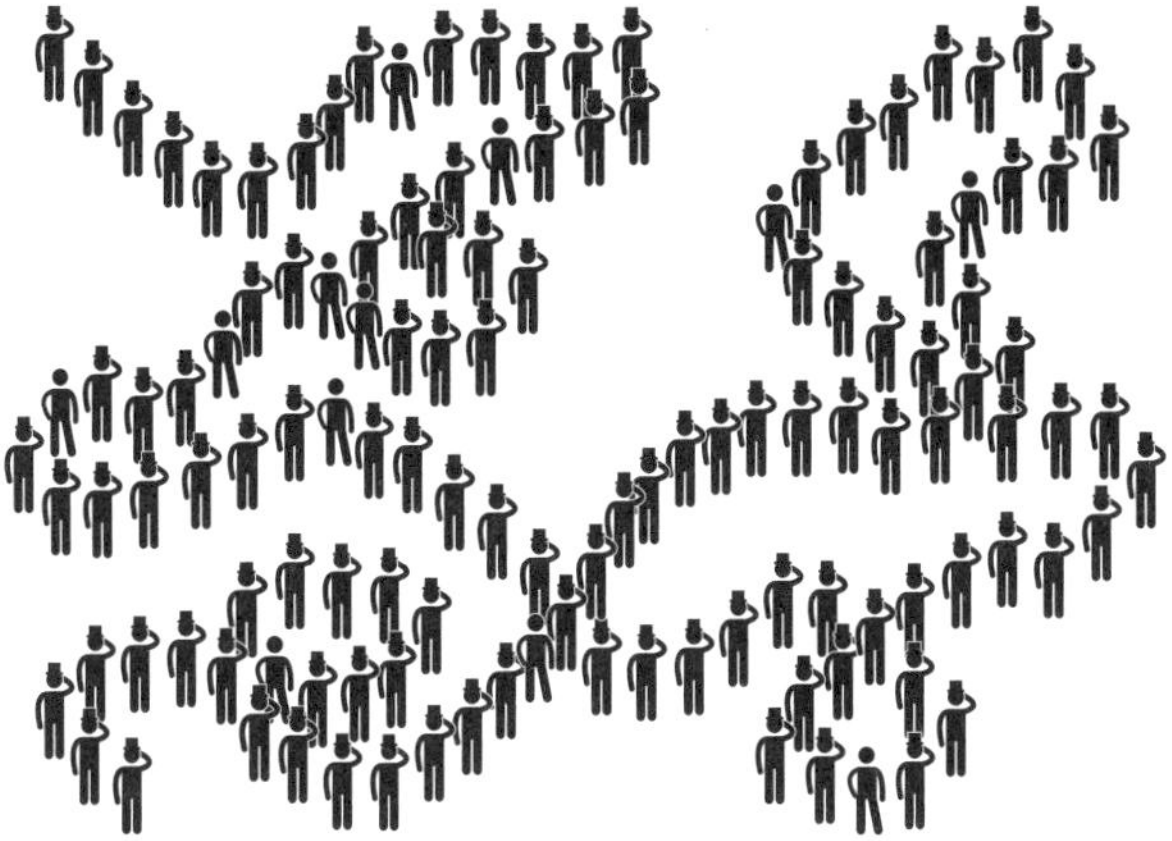

答え――図の中にいる129人のうち117人が帽子をかぶっていました。

数え間違いが1人以内で、45秒未満でできれば、対象を見続ける能力は非常に高いといえます。

そうでない場合は、まだその能力が発揮されていないということです!

対象までの距離と対象の速度を誤って推定してしまうことも、よくあることです。前述の例で、人混みの中から走ってくる自転車を、重要な情報として選別できたとしても、自転車までの距離と自転車の速度を正確に推定できなければ、その情報は役に立たなくなってしまいます。

このときに誤って推定してしまうのは、たいてい、「利き目」が推定すべき対象をうまくとらえることができなかったためです。生後間もなく、「利き目」と「利き目に関連する脳領域」が、距離と速度を推定するための機能を持つようになるのです。

この働きが身につき始めるのは、おそらく、まだおんぶされているころでしょう。そのころに、おもちゃを指で触ると、それに応じておもちゃが動くことを覚えます。これを何度も行なうことで、指で触れたおもちゃが揺れて戻ってきたときに、その部分をもう一度触ることができるようになるのです。

すでにお話ししたように、もともと人間は合理的に考え、行動する生物であるため、生後早い段階で、「片方の目でうまく見ることができれば、生活するにはそれで十分だ」と判断を下してしまいます。それにより、片方の目が生涯にわたり主導権を持つことになります。利き目が利き手と同じ側にある人は、世界人口の65%を占めており、その優勢度は人によって異なるといわれています。

私たちはつねに、利き目で対象をとらえるように行動します。ただ、実際にはそれができない状況や、それよりも優先される条件がある状況もあり、その場合、必ず何かしら問題が起きてきます。

たとえば、子どもが夏休み後の初登校で、どこの席に座ると黒板が見やすかったかということは考えずに、久しぶりに会った友人の隣に座ったり、最後に教室に入ったので空いている席に座るしかなかったりすることもあるでしょう。

じつは、休み明けに成績がひどく落ちるのは、たいてい「席の位置が悪いから」だけなのです。左目が利き目である子どもが、左側に窓がある窓際の席に座ると、窓の外で起こっていることにしょっちゅう気をとられてしまいます。それも、飛んでいる蝶々や自転車で転倒しそうになった同級生だけでなく、外で起こっているあらゆることに反応してしまうでしょう。それにより授業に向ける集中力が著しく低下し、成績が落ちてしまうのです。

これと同じようなことが、映画館や歌劇場の席についてもいえます。たとえば、あなたの利き目が右目であり、スクリーンや舞台に向かって右側の席に座ったとします。前述したように、つねに利き目である右目であらゆるものをとらえようとするため、あなたはスクリーン上や舞台での動きを右目で追うことができるように顔を左へ向けるでしょう。しかし、ある程度の時間が経つと、首の筋肉が疲れてきて、その姿勢がつらくなってきます。そこで、首の負担を和らげようと、上体も左へ向けます。

たいていは、その姿勢で何とか落ち着くため、身体全体の向きを変えることはしません。すると、今度は背中が痛くなってきて、痛みの原因となっている「背中の骨のねじれ」をいくらか和らげようとして足を組みます。しかし、その座り方だと座骨の突起部分にのみ体重が乗ってしまい、腰に負担がかかります。こうして、はっきりと自覚はしていないものの、つねに不快を感じることになります。会場の反対側に座って観れば感激した映画や公演でも、そのような状況では気に入らなかったと思ってしまうことも珍しくはありません。

また、パソコンを置く位置についても、同じことがいえます。机の上のパソコンを少しでも見栄えよくしようとして斜めに置く人がいますが、この置く位置が間違っていることもあります。

たとえば、左目が利き目である人は、向かって右側にパソコンを置かないほうがよいでしよう。右側に置いてしまうと、利き目である左目でよく見えるように顔を大きく右へ向けなければいけなくなるからです。その姿勢では、首の片側の筋肉が張って集中できなくなり、すぐに疲れてしまいます。

では、あなたが講演会場で話を聞く場合は、会場の左右どちら側に座ったほうが気分よく話を聞くことができると思いますか？

じつは、人前で話す人は、半数以上の聴衆者がいる側を向いて話す傾向があります。もしあなたがそれとは反対側に座ったら、自覚していなくても講演者からなおざりにされているように感じ、気分よく話を聞くことができないでしょう。

ただ、講演者から注意を払われない側が、必ずしも聴衆者のデメリットになるとは限りません。たとえば学校では、先生が注意を向けることの少ない側に座ったほうが、先生の目につきにくく、質問攻めにあうことも少ないでしょう。

そのようにしたいのであれば、先生の利き目がどちらの目であるのかを知っておく必要があります。ただ、残念ながらこの方式は、先生の利き目が生徒の利き目と逆である場合しか成り立ちません。そうでなければ、生徒の席が「黒板を見やすい側」とは逆になってしまいます。

スポーツ選手では、難しい技術でも左右のどちらかで行なうと成功しやすいということがあり、皆「得意な側」を持っています。利き手や利き足のほうが繊細な動きができることがその理由となっている場合もありますが、通常、「得意、あるいは不得意な側」には利き目が関係しています。

たとえば、左目が利き目であるサッカー選手の右側にセンタリングが上がってきたとき、その選手はボールの軌道を正確に推測するために、顔を右に大きく回さなければいけなくなります。身体も顔に合わせて右へ向くので、ボールを受ける本来の体勢を保てなくなり、ヘディングをしても失敗に終わってしまうでしょう。

世界的なアルペンスキー選手であるフェリックス・ノイロイター選手は、利き目が右目で、その優勢度が非常に高かったのです。しかし、右ターンでコースアウトしてしまうことがしょっちゅうありました。なぜなら、先行する左ターンで、ポールを利き目である右目でよく見ようとして頭を左へ大きく傾けていたため、次のポールを右目でとらえるタイミングが遅れていたからです。

それゆえ、次のポールまでの距離を正しく推定することができませんでした。彼は、ひどく無理な体勢でそれを補っており、そうした悪いフォームで滑っていることが多かったため、よいタイムを出せないか、失格するかのどちらかでした。なんと、彼の失格の80%以上は右ターンで発生していたのです！

ノイロイター選手に限らず誰でも、利き目でないほうの目も利き目と同じくらいうまく働くように改善していけば、最高の成果を出せるようになるはずです。ライフキネティックのトレーニングでは、それを目指しています。まずは、あなたの利き目がどちらなのか知っておくとよいでしょう。左記のテストでわかります。

＼やってみよう！／

あなたの利き目はどっち？

両手の親指を人差し指から離して伸ばし、右手を左手の甲の上に直角に置き、両手の親指の辺りに直径3センチメートルほどの穴をつくります。腕を伸ばし、両目でその穴を通して部屋の中のある1点を見つめます。その対象物が穴から外れないように、手をそのまま顔のほうへ近づけ、それぞれの目でその穴を見ます。穴の中に対象物が見えるほうが利き目です。

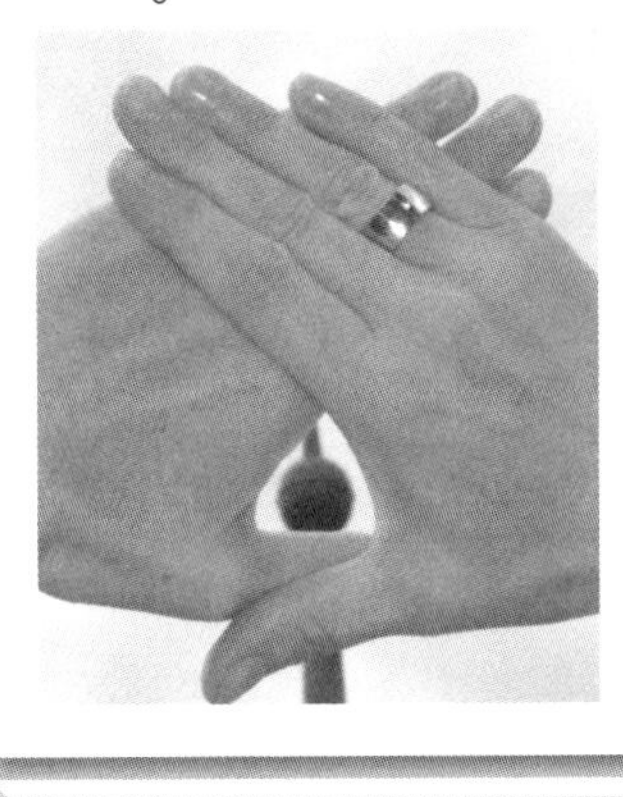

視覚システムを適切に鍛えることがどれほど重要であるか、これで理解できたことと思います。視覚システムが理想的な状態で働くようになれば、お話ししてきた日常生活の問題の多くを解決することができ、成果を上げることができるのです。

ですから、ライフキネティックでは、そのための多種多様なエクササイズを数多く行ない、視覚システムを改善させることを目指しています。

10・2・2 聴覚

これから起こそうとしている行動の80％以上は、視覚システムからの情報によって決まります。ですから、ライフキネティックのトレーニングでは、視覚システムを鍛えることに重点を置いています。

ただ、視覚システムからの情報には大きな問題点があります。私たちは、顔における目の位置の関係で、水平方向で最大１７６度の範囲内の情報しか分析することができないのです。

これは目を動かしても同じことで、動かすことで新たな情報が得られますが、それと同時にこれまでの情報が失われていきます。そのため、脳が目から得た情報をすべて使ったとしても、身の回りの状況の半分しか認識できません。

しかし、見えていない物事も認識できる手段が１つだけあります。聴覚です。聴覚がこのような場合に重要な役割を果たすのです。

聴覚は、360度チェックしてくれていて、私たちの背後の状況についても教えてくれます。さらに、聴覚はコミュニケーションのための主要器官でもあります。

母親のお腹の中にいるときに視覚はほとんど発達しませんが、聴覚はすでに発達しているのです。耳の中には、鼓膜と耳小骨の後ろに蝸牛（かぎゅう）と呼ばれるカタツムリのような形をした器官があり、そこには何百万という繊細な毛（感覚毛）が生えています。

そして、蝸牛はリンパ液で満たされており、音源からの音波によってそのリンパ液が揺れ、その振動を感覚毛がとらえています。

このとき、感覚毛によって反応する振動（周波数）が異なり、その周波数の違いは0・2%です。これは、ピアノの鍵盤と鍵盤の間に約30個の鍵盤をつくり、それぞれの音階の間をさらに約30段階の音の高さに分けていることになります。

あなたは、この新たな鍵盤の音を聞き分けることができていると思えますか？　約1300もの鍵盤を持つピアノが身体の中にあるようなものなのです。実際に、子どもは音の高さの違いを非常によく聞き分けることができます。

このように、音の鳴る方向や音の高さを聞き分けたり、物音に気づいたりする人間の能力は、じつはものすごく高いのです。

たとえば、１０００人が密集していて、それぞれが思い思いに話していても、その中からたった1人の声を聞き分けることができるはずなのです。さらに、小さな物音でもその音がした方向を察することができるように、私たちの聴覚はうまくつくられています。

しかし、これらはまだ、聴覚に関する真実の半分にすぎません。人間の身体では耳が頭の左右に分かれてついているため、身体の真正面や真後ろで鳴っている音しか両耳に同時に入ってきません。つまり、その場合は、音源から両方の耳までの距離がまったく同じということです。ほかの場所で音が鳴っていたら、耳に届くまでの時間は左右の耳で異なります。

ただ、聴覚器官はこれらの情報から何も推定することができません。この役割を担っているのは脳だけです。脳の能力によって、いかに音の方向や種類をうまく聞き分けられるかが決まるのです。

たとえば、ビュッフェでお皿に料理を載せているときに後ろに誰かがいることを、本来は聴覚を使って簡単に気づくことができます。しかし、私たちはたいてい視覚だけを頼りにしており、その場合、次のようなことが起こる可能性があります。お皿に盛った美味しそうな料理を見て心を躍らせながら思いっきり振り返ったら、背後にいた感じのよい紳士のお腹にお皿が当たり、ドレスと料理が台なしになって、楽しい夜はそこで終了。

では、いったいなぜ私たちの聴覚は、頼りにされないほど能力がひどく落ちてしまったのでしょうか？　その理由は人間の進化の過程にありました。

私たちの祖先は、真っ暗闇の中で危険をすばやく察知するために聴覚を非常に頼りにしていました。しかし現代では、そのような状況になることがほとんどないため、それほど聴覚に頼る必要性がなくなり、聴覚の能力も落ちてしまったのです。

すでに何度もお話ししているように、人間は「必要ない」と思ったものを手放そうとします。しかし、音楽家は聴覚の能力を維持できています。子どものときから楽器を習い始めると、音に対して通常よりもはるかに敏感になります。

脳は可塑性があるため、それにより聴覚をつかさどる脳領域の体積が大きくなるのです。また、すばらしい聴覚を利用して生きているので、つねに聴覚を使い、聴覚の能力をさらに上げ続けることができています。このように、子どものときから楽器を習うと、聴覚の能力を維持し、さらには伸ばすこともできます。

聴覚の機能が昔と比べて低下したのは、大音量で音楽を聴くようになったこととも関係しています。これについては、後ほど説明しますが、大音量で音楽を聴くときには、たいていリズムも重要な役割を果たしています。

私たちの心臓のリズムと呼吸のリズムには非常に密接なつながりがあるように、身体にとってリズムは大切で、基本的にはよいものです。

また、日常生活でもつねにリズムが必要となってきます。リズムは、同調能力の前提条件であり、この能力がなければ縄跳びや乗馬は絶対にできません。自分以外の動きの中に、自分の動きを「まさにこのとき」というタイミングで加えることができるかどうかは、リズム能力にかかっています。

1人では持ち上げられないものでも数人が力を合わせて、つまり動きを同調させれば、機械などを使わずに動かすことができます。

また、リズミカルなエクササイズをグループで行なうと、皆が陽気な気分になるため、職場の雰囲気によい影響を及ぼすことができます。複数の研究によって、グループで一緒に歌うと、メンバーの心臓のリズムと呼吸のリズムが完全に同調することもわかっています。「波長が合う」という言葉がありますが、まさに波長が合えば、お互いの気持ちがよく通じるのです。

歳を重ねるごとに聴覚の能力は下がっていきますが、もちろん、適切なトレーニングをすれば、その低下を阻止することはできます。ただ驚くことに、ある研究で、5〜18歳の被験者の9％がすでに少なくとも1つの音の高さを20デシベル以上の音の強さでしか聴きとることができない、という結果が出ています（2007年、エックハルト・ホフマン）。また、その被験者の33％に聴覚の異常が認められました。私はライフキネティックによってこの状況を打開しようとしています。多くのエクササイズで聴覚の能力を鍛えて、聴覚のさまざまな機能を維持、改善させることを目指しているのです。

次のテストで、あなたの聴覚の一部の機能がどのくらいのレベルなのかがわかります。ただ、このテストを行なうためには、あなた以外にもう1人必要です。読み進めたい場合は、もちろんテストを飛ばしても構いません。

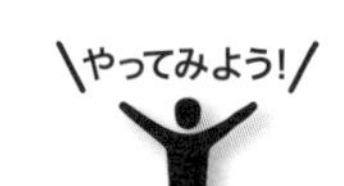

音が聞こえる場所は、何センチ?

まず机の前に座り、机の上に物差しや巻き尺の帯を横にして置きます。このとき、物差しや巻き尺の1メートルの目盛りが、あなたの身体の中心線に来るように置いてください。そして、目を閉じます。

もう1人がボールペンの背などで、0センチメートル、100センチメートル、200センチメートルの目盛りのすぐ近くをそれぞれ叩いていきます。

次に、あなたは目を閉じたままで、もう1人が任意に10個の目盛りを選び、それぞれの目盛りのすぐ近くを叩いていきます。

あなたは、その叩いた箇所が何センチメートルに該当する箇所なのかを予測し、その数字を言ってください。もう1人がその数字と実際に叩いた箇所の目盛りを書き留めておきます。

最後に、目盛りからあなたの答えを引いた値を出し、その値を合計して、あなたの答えが実際とは何センチメートル異なっていたのかを見ます。

その際、絶対値で計算するため、マイナスは取り除いてください。合計値は低いほうがよいのですが、0でない人は全員「まだ能力を上げることができる」ということなのです。

10・2・3 平衡感覚

私たちは、人生の25〜30%の時間を横になって過ごし（ほぼ睡眠のために）、それ以外の時間では、平衡感覚を活発に働かせています。平衡感覚のことを考えて生活している人はいないと思いますが、平衡感覚をつかさどる多くの器官が持続的に働いているからこそ、私たちは転ばずに歩いたり、立ったり、座ったり、それよりも複雑な動きをしたりすることができるのです。

平衡感覚がどれほど複雑なプロセスで生じるものなのかは、平衡感覚がうまく働かない人を見たり、自分がそうなったりした場合にわかると思います。そのような場合、不本意ながらも非常にこっけいな姿になり、まるでドタバタ劇のような状況になることも多いでしょう。

たとえば、幼児が初めて独りで歩こうとしているときや、子どもが初めて自転車を補助輪なしで走らせようとしているときに、そのようなドタバタ劇が起こると思いませんか？

ここで、もっとこっけいな例を挙げてみましょう。飲み会が終わる頃になって、参加していた男性の1人が、赤ワインを飲みすぎてしまったことにふと気づきます。横長の食卓の前に座っていた彼は何とか椅子から立ち上がることができましたが、身体の中のいくつかのシステムをうまく働かせることができなくなっており、転ばずに家まで帰ることができるかどうかは怪しくなっています。

まず、脳が目の筋肉を調整することができなくなり、その結果、左右の目の画像に大きな「ずれ」が生じ、脳はそれらの画像を融合させることができません。そのため、彼には2つのドアと2つの通路が見えています。しかも、その通路の1つは弓のように曲がっていて、どれが正しいドアと通路なのか、もうわかりません。

聴覚の項で登場した、鼓膜の後ろにある蝸牛が、「気をつけて!」という声をかろうじてとらえます。彼は、それが聞き覚えのある声だとわかりますが、その声の主が誰なのかは判断できません。

蝸牛のすぐ後ろにある前庭器が、彼の身体が右下方向へわずかに回転していることを脳にわかってもらおうとします。このときに役立つのが、前庭器に含まれる三半規管とそこに生えている感覚毛です。感覚毛を包むゼラチン質の物質が頭の動きに応じて動き、その動きにより脳は空間での身体の位置を知ることができるのです。

また、前庭器のリンパ液の中にある小さな粒がその重さでつねに重力の方向へ移動することで、脳は、身体のどちらの方向が空間の上や下に当たるのかを知ることもできます。ただ、彼の脳はすでにこの情報を役立てることができなくなっています。

さらに、彼の足と腱、関節にある感覚受容器が、右脚のほうに負担が多くかかっていることを感知しますが、アルコールの過剰摂取により彼の脳はこの情報も速やかに正しく評価することができなくなっています。

そのため、脳は安易に右方向へ1歩踏み出すように指示を出してしまいます。しかし、その歩幅があまりにも短かったので、脳は、さらに右方向へ小さく1歩、その後すぐにもう1歩進むように指示を出します。

その間に右方向へ傾く力が増してしまいます。ついに彼の身体は、横側から床に倒れ、じつにみっともない姿で転がってしまいました。そして、止まったところで、彼は自らの失態に苦笑してしまいます。幸いにも彼はケガをしていなかったので、皆も彼につられて大声で笑えたのですが……。

アルコールの摂取によって、このように平衡感覚を失ってしまう可能性があることは誰にでも理解できると思いますが、アルコールを摂取していなくても平衡感覚がひどく低下してしまっている人も多くいます。

それにはたいてい、座って行なう作業を長時間続けていることが関係しています。そのような人のほとんどが、スポーツのような平衡感覚を養う負荷を身体にかけていないからです。その結果、歳を重ねるごとに平衡感覚がどんどん低下してしまうのです。ただ、若い世代でも平衡感覚がすでに低下していることが研究でわかっています。

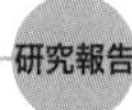

研究報告

平衡感覚と学校での成績の関係を検証

2007年にアーレン大学（ドイツ、アーレン）のエックハルト・ホフマンが5〜18歳の3000人以上を対象に行なった研究で、被験者の62％に平衡感覚の軽度〜重度の異常があることが認められた。

また、同研究では、平衡感覚と学校での成績（ドイツ語、数学、スポーツの成績）の関係も検証された。その結果、それぞれの成績において、平衡感覚に異常があった被験者グループの平均値のほうが、平衡感覚が正常だった被験者グループの平均値よりも0・6以上低かったという。さらに、成績が高い被験者は平衡感覚の能力が優れていることも明らかに示されている。

この原因と結果の順番を逆にして言うこともできます。つまり、平衡感覚を鍛えれば、認知能力を改善できる可能性があるのです！

あなたがこうした効果を得ることができるかどうかは、次の簡単なテストでわかります。テストを行なうのは、今すぐでも後ほどでも構いません。

また、このテストであなたの平衡感覚の能力、そして足の裏の感覚受容器の質も調べることができます。今テストをするつもりがないようでしたら、テストを飛ばして次の項から読み進めてください。


やってみよう！

片足立ちで、10秒キープできる？

足元が安定する靴を履き、平らな場所に立ちます。

まずは、正面をまっすぐ見て、片足を上方へ上げます。このとき、上げた足がもう片方の足に触れないようにしてください。

次に「うまくバランスをとろう」と思い、目を閉じ、できる限り長く片足だけで立っていられるよう試みます。

そして、目を閉じてから足が床についてしまうまでの時間を計ってください。その時間が10秒以上であれば問題ありません。

しかしそうでなければ、ライフキネティックを行なうのがよいでしょう。そうすれば、78ページの研究で立証されているような効果を得ることができます。

ライフキネティックのエクササイズには平衡感覚を鍛えることができるものが数多くあり、病気が原因のめまいでもライフキネティックのトレーニングで改善した人が大勢います。

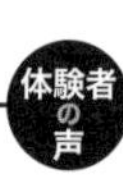

外をランニングするよりもライフキネティックのトレーニングがいい

▼ベッティーナ・フォレールトセン：シュレースヴィッヒ・フレンスブルク郡の行政機関の職員

「ライフキネティックのトレーニングを始めたら、私の平衡感覚がとてもよくなりました。皆さんもライフキネティックのトレーニングを受けると失われたものが戻ってきて、元気になりますよ。筋力をつけるスポーツトレーニングではないので、トレーニング後に疲れきってしまうこともありませんし。こんな風に言っていいのかわからないのですが、むしろトレーニング後はかなりリラックスできています。外をランニングするよりもライフキネティックのトレーニングをするほうがいいですよ」

10・2・4　触覚

触覚はよくなる可能性が少ない知覚ではありますが、触覚があまり働かないと日常生活で多くの問題が生じてきます。

77ページの森の中で足をくじく例を思い出してみてください。その小道の1か所が凍結していた場合、あなたはすばやく察知して転ばないように対処することができるでしょうか？

ところであなたは、レンタカーを受け取った後にブレーキを利かせすぎて、あやうく頭を強く打ちそうになったことはありませんか？　あなたがいつも乗っている車よりも、レンタカーのブレーキの利きがはるかによかったら、このようなことも起こり得るでしょう。そのような場合、どのくらいの時間で、レンタカーのアクセルとクラッチ、ブレーキをうまく連動させて操作することができるようになるでしょうか？

ほかにも、ビュッフェでボール皿にスープを注ぎすぎてしまい、テーブルに着いたら、スープが受け皿にこぼれてしまっていたということもあったのではないでしょうか？

触覚が優れているほど、このような災難をうまく逃れることができるのです。では、触覚を改善するためには、どのような能力を上げる必要があると思いますか？　多くの研究者が、触覚にはほかのさまざまな知覚もかかわっているため、触覚システム全体の能力を上げる必要があると言っています。

触覚は、受動的なものと能動的なものに分類できます。受動的触覚は、対象が身体に触れることで対象の形状を知る受動的なプロセスであるのに対して、能動的触覚は、対象を握ったり触ったりなぞったりしてその形状を知る能動的なプロセスになります。

もちろん、両方のプロセスが同時に起こることもあります。たとえば、ティーポットに入っている紅茶をカップに注ぐとき、ティーポットを持ち上げる行為は能動的なプロセスですが、もしティーポットのふたがずり落ちてカップの中に入ってしまい、熱い紅茶が手に飛びはねてきたら、この不快感は受動的なプロセスによって得られた感覚になります。

触覚は、母親の胎内で最初に発達する知覚です。また、健康でいるために、定期的に刺激を受ける必要がある唯一の知覚でもあります。皮膚への受動的な刺激がなければ、免疫システムの能力はすぐに低下してしまいます。他者と皮膚接触のない新生児は、最悪の場合、死亡することもあるほどです。

また、18~20歳のころにも、身体に対して正しい認識ができるようになるためには、「触れる」ということが重要になってきます。そうした認識は、自分の動きを正しくコントロールしたり、自分の身体を正しく評価したりするための前提条件となります。

胎児期に触覚以外の知覚が機能していなくても生まれてくることはできますが、これまで、触覚がまったく発達せずに生まれてきた人はいません。

大人の全身の皮膚の表面積は約2平方メートルにもなり、皮膚は人体の最大の器官です。また、皮膚は体重のおよそ20%を占め、最重量の器官ともいわれています。皮膚には500

万本以上の体毛が生えており、その毛により私たちはわずかな風も感じることができます。

さらに、皮膚の中には、細胞が何層も重なってタマネギの断面のような構造をしている触覚の受容器があり、その層のどのくらいまで圧迫されているかによって、圧迫の強さがわかるようになっています。これらの細胞のうち3億～6億個が絶えず情報を受け取っているといわれています。

こうした情報は、細胞でその情報の重要性がチェックされることもありますが、それからさらにフィルターにかけられ、最終的に脳がどのような感覚にするのかを決めます。たとえば、服による皮膚への受動的な刺激は、皮膚に炎症を起こさせるようなものでなければ、重要な情報から省かれますが、それが傷になる可能性のある刺激であれば、脳はちくちくする感覚を起こさせ、私たちにその刺激を意識させようとします。

このような触覚の感度は信じられないほど高いのです。受動的触覚によって、ほんのわずかな変化もとらえることができるのですが、能動的触覚では、さらにその100倍も正確な情報を得ることができます。これらの触覚により、私たちは1000分の1ミリメートルの違いを感じることができ、その力を利用して次のような驚異的なことが行なえる場合もあります。

ヘブライ大学（イスラエル、エルサレム）の科学者であるU・エーベルレらが2013年に触覚に関する興味深い研究を行なっています。

出産後間もない複数の女性を被験者として、まずは被験者の鼻と耳に栓をし、目を覆い、見る・聞く・嗅ぐことができないようにしました。

そして、被験者がその状態で自分の子どもを含む複数の新生児の額と手を撫でた後に、どの新生児が自分の子どもであるのか答えてもらいました。すると、驚いたことにすべての被験者が自分の子どもをすぐに言い当てたのです！

触覚は、身体に関するもっとも正確でもっとも純粋な情報を与えてくれるもっとも信頼できるシステムです。触覚以外の知覚は、私たちを簡単にだますことができますからね。

しかし、残念ながら触覚の能力は、歳を重ねるごとに低下していきます。高齢者の多くは、きちんと見えているのに針の穴に糸をうまく通すことができなくなってきたら、身体の細かい動きをコントロールする能力が落ちてきたと考えます。

糸を通すことができないのは、たいてい、筋肉をうまくコントロールできなくなったからではなく、触覚の能力が低下したからなのです。ただ、諦める必要はありません。触覚は高齢になっても鍛えることができます。

ルール大学（ドイツ、ボーフム）のヤン・クリストフ・カッテンストロスらが２０１３年に行なった研究で、被験者である60～94歳の高齢者が１週間に１回ダンス教室に通ったところ、６か月後に彼らの触覚の感度が上がったという結果が出ています。

ライフキネティックのトレーニングにも、ダンスのようなコーディネーション能力を要するエクササイズがたくさんあります。それらのエクササイズは、ダンスよりも身体（とくに手）に受動的・能動的刺激を多く生じさせます。

私はこうしたエクササイズの特徴から、トレーニングによって触覚の能力を改善することができるはずだと考えています。

やってみよう！

受動的触覚のレベルを知ろう

あなたの受動的触覚のレベルを知りたいのであれば、平衡感覚の項で取り上げた１９７ページのテストを裸足で行なってみるとよいでしょう。靴を履いて行なった場合よりもうまくできなかったら、足の受動的触覚はまだ最高のレベルではないということです。

次のことを行なえば、あなたは知覚（視覚、聴覚、平衡感覚、触覚）の分野でまだまだ能力を上げることができます。

①両目の筋肉がつねに協調して動くようにする
②周辺視能力を強化する
③利き目でないほうの目を活性化する
④音源のある方向と音の高さを聞き分ける能力、および物音に気づく能力を上げる
⑤リズム能力を上げる
⑥バランス能力を改善する
⑦触覚の感度を高める

体験者の声

脳卒中の後遺症を持つ人が指を思うように動かせるようになった

▼パトリック・モッカー：ライフキネティックのトレーナー

「私のところに、元ＥＫＯコブラ（オーストリアの対テロ特殊部隊）のヨッヘン・ソルガーさんが連絡をくださいました。彼は36歳で、3年前に比較的重度の脳卒中を起こし、集中的なリハビリ治療を続けているものの、後遺症にひどく悩まされていました。

とくに右手に問題があり、指先の感覚はあるものの指が思うように動かず、手に力が入りませんでした。さらに、あらゆる腕の動きがうまくできず、ただ動かすだけでも非常に大変だったのです。そのような彼に、私はライフキネティックを指導することになりました。

するると、トレーニング開始から2週間ほど経ったころ、彼はにやにやしながら私に近づいてきて、こう言ったのです。「指を思うように動かせるようになった」と。そして開始から4週間後、彼はトレーニングの初めに、小さなボールを左手に持ち、そのボールを上へ放り投げて障害のある右手で受け止める姿を私に見せてくれたのです。

そのときの彼の顔は忘れられません。さらに、彼の指の細かい動きも改善し、彼は右手の親指で、右手のほかの指の指先をそれぞれ触ることもできるようになりました。彼の生活が明らかに改善したのです！」

10・2・5 知覚の分野でライフキネティックができること

ライフキネティックのエクササイズには、つねに運動課題のほかに知覚を使う課題も含まれています。ライフキネティックでは、必ず視覚や聴覚、触覚のいずれかへの刺激を合図に動きを変えていきますが、1つのエクササイズで、見て聞いてなど複数の知覚を使うことも珍しくありません。

また、優先する知覚を変えることで、エクササイズのバリエーションを広げることができます。複数の知覚を使うと、エクササイズを行なう人は考えなければいけないことが多くなり混乱してきますが、だからこそ克服していく面白さを感じ、楽しいと思えるのです。楽しいという気持ちは、エクササイズの効果を長期にわたって維持するためにも重要となってきます。誰でも、楽しくないことをずっと続けようとは思いませんからね。

さらに、ライフキネティックには、両目の筋肉の動きを協調させることを目指すエクササイズも山ほどあります。本書で最初に紹介したエクササイズをここでもう一度見ていきましょう。今はエクササイズを行ないたくないという人は飛ばしてください。

＼やってみよう！／

上体と眼球を同時に動かすエクササイズ

上体の向きと数字を組み合わせたバリエーションをもう一度見ていきます。ルールは次の通りでした。

後ろ＝1、前＝2、左＝3、右＝4

今回は、羅針盤を使って上体の動きと眼球の動きを組み合わせたエクササイズをつくっていきます。

まず、あなたが羅針盤の上に立っていると仮定して、あなたの目の前が北、後ろが南、左が西、右が東とします。これを前述のルールに加えていきます。このルールに従って上体を傾けます。

後ろ＝南＝1、前＝北＝2、左＝西＝3、右＝東＝4

次に、羅針盤が壁にかかっていると仮定して、上が北、下が南、左右は先ほどと同じで、左が西、右が東とします。これを前述のルールにさらに加え、これに従って眼球を動かします。

つまり、1つの数字によって上体と眼球を同時に動かしていきます。上体はすばやく、眼球はゆっくりと該当する方向へ動かし、また中央に戻してから次の数字の方向へ動かしてください。

2の場合は、すばやく上体を前に傾け、同時に眼球をゆっくりと上へ動かし、その後、眼球を中央に戻します。では、始めてみましょう！

3—1—4—2—4—2—3—1—2—1—3—4—3—2—1

おそらく、あなたは上体をすばやく動かそうとして、それと同時に毎回、眼球も急いで動かしてしまったのではないでしょうか？

しかし、この課題はそのようにするものではなかったはずです。上体だけをすばやく動かし、眼球の動きは上体の動きに左右されないようにしなければなりません。ただ、これは容易ではありません。また、上体や眼球を間違った方向へ動かしていることに気づいていないときも多くあるでしょう。

ライフキネティックで鍛えられる知覚能力について、もう一度見ていきましょう。ライフキネティックでは、とくに視野を広げることを重要視しています。なぜなら、周辺視能力が優れていれば、事故を回避できて命が助かることもあるからです。

また、利き目ではないほうの目を利き目と同じように働かせることができるように脳を活性化させるエクササイズもあります。これは、片目を使う場合と両目を使う場合があります。それらのエクササイズにより、悪条件の状況下でも利き目に左右されずに対象までの距離と対象の速度を正しく推定できるようになるのです。これによっても、命が助かることがあります！

10・2・6 日常生活におけるアドバイス

最後に、聴覚に関する重要な研究結果についてお話ししましょう。

ハーバード大学医学大学院（アメリカ、ボストン）のマイケル・チャールズ・リバーマン教授が２０１６年に行なった研究で、大音量の音を聞くことによって聴覚が傷害される度合いは、それまで考えられていた度合いよりも大きく、しかも傷害された部位は元に戻らないということが明らかになったのです。

この結果が出るまで、聴覚に関する研究者の間では、ロックコンサートや大晦日の爆竹などで耳に非常に負担をかけることがあったとしても、その損傷は2〜3日後に治癒するといわれていました。

これまでの研究では、その損傷が治癒したかどうかは、聴力検査室で被験者が以前と同じ周波数を同じ音の強さで知覚できるかどうかによって判断されていました。そこで知覚できれば、損傷が完全に回復したと推定されており、聴神経にどのような影響が及ぼされたのかは考慮されていませんでした。

しかし今回、リバーマン教授は、大音量の音を聞いた後に、聴神経の神経線維（神経細胞体から伸びる長い突起）の末端部が著しく膨張し、それによりシナプスが破裂することを突きとめています。聴力検査室における検査では、この欠損がその周波数に関連する神経線維の80％に生じてからやっと、異常値を示してきます。

そのときにはすでに日常生活でも、よく聞いていた物音を聞き分けられなくなったりしているので、すぐに聴覚の異常に気づきます。このリバーマン教授の研究結果にもとづいて、これまでの騒音に関するガイドライン（労働条件も含めて）を直ちに改定する必要があります。

では、聴覚を損なわないようにするためには、具体的にどうすればいいのでしょうか。とにかく、聴覚が長期にわたって傷害されないように、90デシベル以上の音をできる限り聞かないようにしなければなりません。そのためにも、まずはどのくらいの音が90デシベルに相当するのかを知っておくとよいでしょう。交通量の多い道路での騒音は約80デシベルで、オートバイが走る音は最高90デシベルです。

スマートフォン用のアプリケーションで、このような音の強さなど音波に関するデータをきわめて正確に伝えてくれるものがあり、手頃な価格や無料のものも多いので、それを利用して今後どのような音を避ければよいのか覚えておくといいでしょう。

騒音が大きい状況では耳栓が役に立ちます。耳栓は、安価な発泡プラスチック製のものでも、音楽家が使用する少し高価なものでも、どちらでも構いません。

後者の耳栓は、音楽家が自分の声を聞き取りやすくしたい、周りから聞こえる音を小さくしたいというときに使用され、音の強さを全体的に10~20デシベル下げます。将来すばらしい音楽を堪能できなくなったら、残念ですからね！

10・3 認知能力

身体の動きをコントロールする能力と知覚の能力を高めることは、非常に重要な課題ですが、それに見合う認知能力がなければまったく意味がなくなってしまいます。

脳がすべてを操っているのですから！

次に紹介するのは、認知能力を高めるためにもっとも重要である6つの要素です。これらの要素は、日常生活を送る上で欠かせない要素でもありますので、この章でもっと詳しく見ていきましょう。

①ワーキングメモリ
②注意力
③流動性知能
④把握力
⑤迅速な行動力
⑥結晶性知能

10・3・1 ワーキングメモリ

ワーキングメモリは短期記憶の一部で、できる限り多くの情報を並行して保持する機能です。この機能があるからこそ、複数の情報を把握したり、すばやく決断を下したりすることができるのです。

脳科学の分野では、人間はワーキングメモリを使って5〜9個の情報を同時に処理することができると考えられています。そうすると、9個の情報を同時に処理できる人は、5個の情報しか処理できない人と比べて80％も高い成果を上げられるということになります。

しかし、現実には9個の情報を処理するだけでは十分でないことも多くあります。ただ、5〜9個の情報を1束にして、それを1個の情報として保持しておくことも可能であるため、情報を束ねていけばいいのです。よりうまく、より早く束ねることができれば、それだけ成果を上げることができます。

例を挙げてみましょう。婦人服の専門店で販売員として働いている1人の女性を、ここではメラニーと名づけます。メラニーは、客が試着室に持っていった服を陳列棚に戻したり、レジに運んだりする担当です。

このときに大事なのは、試着室に持ち込んだ服の数だけでなく、客が着ている服を誤って陳列棚に置かないように、試着室に持ち込んだ服の特徴を確実に覚えておくことです。

2人の客が試着室にそれぞれ3枚の服を持ち込んだ場合、メラニーは6個の情報しか覚える必要がないので何の問題もないでしょう。

しかし、そのような客が4人いたら、メラニーは12個の情報を覚え、さらにその情報を試着室ごとに正確に分類しなければなりません。急いでそれらの情報を束ねなければ、仕事をうまくやり遂げることができなくなってしまいます。

あなただったら、このような状況をうまく乗りきることができるでしょうか？　できるかどうか試したいのであれば、次のテストを行なってみてください。そうでなければ、テストを飛ばしても構いません。

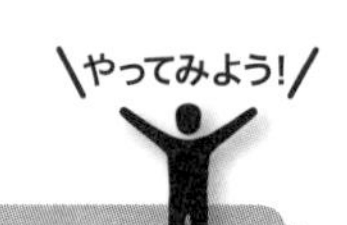

記憶力アップに挑戦！

試着室1：緑色のブラウス、赤色のブラウス、黒色のスカート
試着室2：青色のジーンズ、チェック柄の青色のワイシャツ、白色のポロシャツ
試着室3：水泳用ショートパンツ3枚（赤色、黒色、黄色）
試着室4：緑色のミニ丈のドレス、白色のジャケット、緑色のブラジャー

ここで、試着室1〜4までをもう一度読み、それから次の文章を読んでください。

「試着室4と試着室1にある服を書き出してください」

まだ覚えていましたか？ それとも、服の情報が書かれている箇所をちらりと見てしまいましたか？ 質問の答えは6個の情報でしたが、あなたはどんな質問が来るのかわからなかったため、すべての情報を覚えなければならなかったでしょう。

しかし、ほとんどの人にとって、これらすべての情報を覚えることは簡単ではなかったはずです。さて、ここでメラニーの話に戻りましょう。メラニーは記憶に関するワークショップを訪れ、記憶しやすくする方法を教わってきました。

そして、メラニーは次のように記憶しました。

試着室１：メルケル首相が、緑色と赤色が使われたブラウスと黒色のスカートを着用して、演壇に立っている。
試着室２：有名なサッカー監督であったフランツ・ベッケンバウアーとブラッド・ピットが空港のチェックインカウンターで会い、２人ともびっくりしている。両者とも青色のジーンズに白色のポロシャツを着て、チェック柄の入った青色のワイシャツを羽織っているからだ。
試着室３：中国人とアフリカ人、インド人が水泳用ショートパンツをはいて、海に入ろうと走っている。
試着室４：スパイスガールズの４人が小型車に乗っていて、運転している人が白色のジャケットを着て、ほかの１人が緑色のブラジャーをつけ、もう１人が緑色のドレスを着用、最後の１人が裸である。

では、読み返さずに、すぐにすべての試着室にある服を書き出してください。

１回目よりも簡単に書くことができたのではないでしょうか？

２回目なので当然です！　また、画像化して情報を束ねたことで、４つの画像だけを覚えればよくなり、そのおかげで12枚の服と４つの試着室の計16の情報を頭に留めておくことができたからです。

ワーキングメモリをよくする方法は2つあります。1つは、ワーキングメモリの容量を増やし、9個の情報を処理できるようにすること。もう1つは、情報を簡単に束ねる方法を習得することです。

情報をもっとも簡単に束ねることができるのは、情報を画像と組み合わせる方法です。その画像が奇抜であればあるほど、覚えやすくなります。ほかにも、一度覚えたら、何度もそれを使ってみるという方法もあります。記憶力の世界チャンピオンたちは、まさにこれらの記憶法の専門家なのです！

彼らは、5分間で最高400の情報を覚えることができます。ただ、ライフキネティックのエクササイズは、これらの方法を習得するためのものではありません。課題提示の仕方によって、トレーニングの参加者自身が情報を簡単に束ねられる方法を瞬間的に考え出し、それを実践するように軽く仕向けるものなのです。

このエクササイズによって、日常生活でも無意識にそうすることができるようになり、覚えるときに「習った記憶法を使わなくては」などと考える必要がなくなります。記憶力の世界チャンピオンたちも、日常生活でも自身の記憶法を使おうとは思っていません。

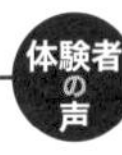

日々の生活が楽しくなり、学校や職場、私生活での能力も上がる

▼クリスティアーネ・シュテンゲル：記憶トレーナー

「私は長年、記憶術を教える仕事をしていますが、テレビ番組でライフキネティックのトレーニングメソッドを知ったときには本当に驚き、心を奪われました。早速、ライフキネティックトレーナーの養成講習を受け、その際に、ライフキネティックと私のメソッドがうまく補い合い、強化し合えることに気づきました。

右脳と左脳の連携を活性化させる方法が、ライフキネティックと私のトレーニングとではまったく異なっています。

でもだからこそ、ライフキネティックは私のトレーニングの欠点を補ってくれ、私はあらゆる年齢の方を完璧に指導できるようになったのです。

しかも、私のトレーニングと同様、ライフキネティックのトレーニングは面白いというのがいいですね。日々の生活が楽しくなり、学校や職場、私生活での能力も上がりますよ」

10・3・2 注意力

認知能力を上げるために必要な要素の2つ目は、注意力です。注意力は、ワーキングメモリと密接にかかわっています。もし、あなたが対象に注意を向けておらず、まったく気づかなかったとしたら、その対象に関連する多くの情報がワーキングメモリに保持されているというのはあり得ないはずです。

たとえば、ある事件が起きたとき、目撃者によってまったく異なる証言が出てきたという話を聞いたことがありませんか？

ひき逃げ事件が起こり、現場の近くにいた人たちは事件の成り行きについては皆同じようなことを語ったものの、細かい点に関する証言がそれぞれまったく食い違っていた、ということはよくあることです。加害者の車が緑色のステーションワゴンだったと語る人がいれば、黒色のＳＵＶだった、あるいは灰色の輸送トラックだったと語る人もいるでしょう。

その理由の1つには、事故が起こる直前に通行人が加害者の車にあまり注意を向けていなかったということがあります。通行人は、もちろん事故が起こることを知らなかったため、加害者の車ではなく自分の行動に注意を向けていたはずです。

そして、事故が起こり、衝突音のする方向に視線を向けたけれども、その瞬間にあまりにも多くのことが目に入ってきたので、一つ一つのことに注意を払ってそれらを正確に知覚することができなかったのです。

しかし、ここで注目すべきことは、その証言者たちが「事件を『見た』のだから自分の証言は間違ってはいない」と思い込んでいることです。

つまり、脳は、実際には見ていなかったことでも、見ていたと思い込み、真実にしてしまうのです。

効果の立証

学習能力に深刻な問題がある児童を対象に注意力が上がるか検証

ケルン大学（ドイツ、ケルン）のマティーアス・グリュンケ教授らの研究チームが2011年に、学習能力に深刻な問題がある9～12歳の児童35人を対象として、ライフキネティックによって注意力が上がるかどうかを検証している。

同研究では被験者を2つのグループに分け、1つのグループは5週にわたって1回25分間のライフキネティックトレーニングを週3回行ない、もう1つのグループは比較対照グループとして、それと同じ期間に同じ頻度でゲーム形式の非特定な運動を行なった。そして5週間後、注意力の指標となる値が、比較対照グループでは低下していたのに対し、ライフキネティックグループでは6％上昇していた。驚くことに、その効果量は0・52であった。効果量は効果を示す指標であり、値が高いほど効果が高く、0・50以上であれば十分に効果があるということになる。つまり、ライフキネティックトレーニングには注意力に対する効果が十分にあることが証明された。

ライフキネティックの全レッスン終了後に参加者に記入してもらうアンケートでも、これと似たような結果が出ている。それによると、レッスンの参加者の中で、集中力が10％以上上がったと自己評価した人の割合は、多いときには80％にも上っていた。

もちろん、今の時代には、私たちの気をそらすことがいろいろとあり、それにより注意力が散漫になることもあります。

しかし、いろいろなことに注意できるようになることが重要なのではありません。気をそらされそうになっても冷静でいられ、進行中の作業に注意を向けていられることが大切なのです。

ですから、すぐに誘惑に負けないで、まずは進行中の作業を終了させてから次の作業に移るようにしてみてください。

10・3・3 流動性知能

認知能力を上げるための3つ目の要素である「流動性知能」は、注意力を働かせて情報を「インプット」できるかどうかが大きくかかわってきます。解剖学的に見ると、脳内でこの流動性知能をつかさどるのは、ワーキングメモリやワーキングメモリや注意力に関連している領域です。

流動性知能とワーキングメモリ、注意力には密接な関係があるといえますが、この関係については複数の科学的研究によっても立証されています。いったい流動性知能とはどのような能力なのでしょうか?

流動性知能とは、過去に学んだことや経験したことにとらわれることなく、新しい問題を解決したり、新しい環境に適応したりする能力です。「飲み込みが早い」あるいは「一発でわかる」人は、この能力が高いといえます。そのような人は、状況に応じた行動をするために、重要な情報とそうではない情報をすぐに振り分け、それらの情報をすばやく処理し、全体を迅速に把握することができるのです。

流動性知能は遺伝の影響を強く受けるため、長いこと、この能力を変えることはほぼ不可能だと思われていました。

しかし、ミシガン大学（アメリカ、アナーバー）のスザンヌ・M・ジエギら（他マーティン・ブッシュキュール、ジョン・ジョニデス、ワルター・J・ペリグ）の研究チームは２００８年に、流動性知能はワーキングメモリを鍛えるトレーニングを行なえば改善できることを立証し、ワーキングメモリと流動性知能との関連が明らかになりました。ワーキングメモリが改善すれば、必要な情報をより多く収集でき、その情報を利用して流動性知能をより早く、より的確に働かせることができるようになるというのです。

一般的に流動性知能は加齢とともに低下していくため、鍛えることでこの知能をできる限り長く維持することが重要となってきます。

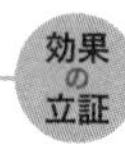

流動性知能が上がるか検証

「注意力」の項で述べた、ケルン大学のマティーアス・グリュンケ教授による2011年の研究において、ライフキネティックで流動性知能が上がるかどうかについても検証されている。

その研究結果の中でとくに注目すべき点は、ライフキネティックの効果量が0・69だったことである。流動性知能の指標となる値（特定のテストを用いて測定された知能指数）がライフキネティックによって12・2%上がり、この上昇率は比較対照グループの3倍以上であった。ライフキネティックグループの知能指数はトレーニング前は平均以下の78だったが、5週間後には標準範囲内である87にまで上がっていたのである。

同研究チームは、このような高い効果量が示されたことに非常に驚き、グリュンケ教授は「注意力や流動性知能を上げる一般的なトレーニングでは、これほど高い効果量は認められない。ライフキネティックのこの効果量は並外れた値である」とコメントしている。

体験者の声

潜在能力を引き出す理想的なエクササイズ

▼マティーアス・グリュンケ教授：ケルン大学教授、講座「学習促進に焦点を合わせた学校支援の構想と評価」の担当教授

「協調運動は、子どもの脳の発達にとてもよい影響を与えますが、大人でも特定の運動プログラムを行なうことで海馬の脳細胞を増やすことができ、それによって物事の内容をより記憶しやすくなります。また、高齢でも特定の運動によって、すでに大脳皮質で形成されている脳細胞同士のつながりを強化することができるのです。ライフキネティックは、この潜在能力を引き出す理想的なエクササイズといえます」

10・3・4 把握力

さて、先ほど、注意力と流動性知能との間には密接な関係があると述べましたが、そのことについてもう少し詳しく見ていきましょう。

すでにお話ししてきたように、流動性知能によって新たな問題をより早く解決するためには、とても多くの情報が必要となってきます。そして、そうした情報を得るには、注意力を高める必要があります。

そのように注意力を高めて流動性知能をうまく働かせると、状況をより把握できるようになります。

つまり、インプットされた電気信号をできる限り早く処理し、すばやく適切な行動を起こすことができるようになるのです。これを理解するよい例があります。

次の例は、ドイツ自動車連盟（ＡＤＡＣ）による安全運転講習会で講師が説明に使ったものです。

「あなたが車で地元のメインストリートを時速50キロメートルで慎重に運転しているときに、ほかの車が後ろからものすごいスピードで走ってきて、あなたの車を追い越そうとしていると仮定します。

その車は、あなたの車とちょうど横一列に並んだとき、すでに時速70キロメートルで走っていました。

その瞬間、道路脇に駐車している車と車の間からあなたの約30メートル前までボールが転がってきて、そのボールに、あなたも横の車の運転手もすぐに気づきました。

ボールからそれほど離れていないところに子どももいます！　あなたと横の車の運転手はその危険な状況をすぐに察知し、急いでブレーキペダルを思いっきり踏みました。

どちらの車もＡＢＳ（アンチロック・ブレーキ・システム）が搭載されており、タイヤやブレーキなど装備の性能は同レベルで、あなたともう1人の運転手では、ブレーキペダルを踏む時間や力にかかわる身体的な条件が同じだとします。

あなたは、ボールの10センチメートルほど前で車を止めることができましたが、もちろん横の車はまだ止まっていません。ここであなたに質問です。横の車のバンパーにボールがぶつかったとき、その車はどのくらいの速度で走っていたでしょうか？

参加者の答えは、時速10キロメートルから35キロメートルまでと幅がありました。その中でもっとも高い速度を予測した人は、ほかの人から無知だと笑われましたが、講師が答えを言ったとたん、笑った人のほうが無知であることがわかりました。なんと、その車の速度は時速56キロメートルだったのです！

横の車がボールに当たったときの速度は、人家が密集した地域での法定最高速度よりもはるかに高かったのです！　もし、子どもがボールを追いかけてきていたら、どのようなことになっていたのか……。想像したくはありませんが、その可能性も否定できません。この講習会以降、私は小さな町ではさらに慎重に運転するようになりました。

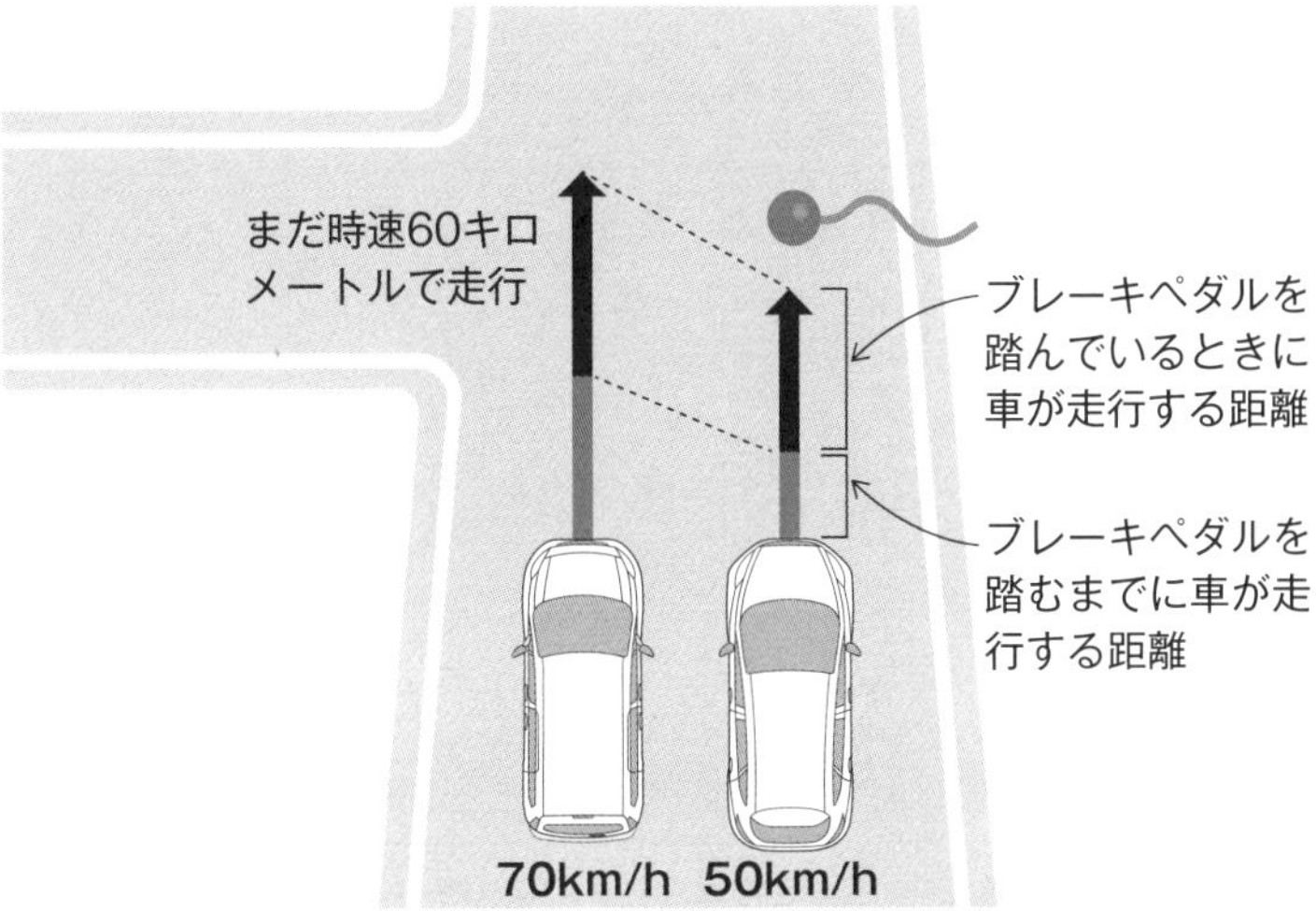

車の速度が時速20キロメートル増すだけで、最大限にブレーキをかけても（ABSの有無にかかわらず）ボールに衝突し、衝突時の速度は時速約60キロメートルにもなる。

イラスト●galimovma79 / Shutterstock

なぜ、この話が把握力とライフキネティックに関係しているのでしょうか？

ブレーキペダルを踏むまでの時間、いわゆる「反応時間」は、視覚情報の入手、その情報の処理、それに対応する行動計画の立案、その行動の発現、これらすべてが行なわれる時間です。

しかし、ブレーキペダルを踏んだ後から関係してくる要素は、車の性能によって決まります。ブレーキが利くまでの時間やブレーキ力が最大になるまでの時間、実際に車の速度が落ちるまでの時間は、私たちの力ではほぼどうすることもできません。

ただ、ブレーキペダルを踏むまでのプロセスは、本人の素質に大きく左右されます。いかに正確に視界状況や環境、道路の状態などの外的要素を把握して、自分の持つ最大限の力をうまく引き出せるかにかかっています。

その際もちろん、疲労や集中力、注意力、視覚システムの質、体力などの内的要素も非常に大きくかかわってきます。

ハンドボール選手の戦術力が上がり、「決断を下す速度」が大幅に改善

2011年にドイツ体育大学（ドイツ、ケルン）のパスカル・グラスが卒業論文の一環としてライフキネティックトレーニングについて検証したところ、トレーニングによりハンドボール選手の戦術力が上がることが明らかになった。

同研究では、3部リーグのハンドボール選手の中からポジションごとに2人の選手を選び出して計14人を被験者とし、うち7人が1回60分間のライフキネティックトレーニングを6週にわたって全12回行ない、残りは従来のトレーニングを行なった。

その後、ビデオと対話型投票システムを用いて被験者のプレイを検証したところ、ライフキネティックグループのほうが比較対照グループよりも明らかに決断の質が上がっていることが判明。その指標となる値が4・76％上昇し、その上昇率は比較対照グループのちょうど2倍であった。

とくにライフキネティックグループにおける「決断を下す速度」が大幅に改善しており、トレーニング後はトレーニング前よりも31・39％も上昇していた。この上昇率は、比較対照グループのほぼ3倍になる。

スポーツでは、把握力がとくに重要となります。そのときどきの状況をできる限り迅速に知覚して分析することができなければ、成果を上げることはできないでしょう。

ただ、状況を誤って把握したり、迅速に把握できなかったりした場合、スポーツでは試合に負けるだけですが、日常生活ではそれよりもはるかに悲惨な結末を迎える可能性がありま す。日々の生活での一瞬のミスや遅れが、生死の分かれ目になることがあるのです。

10・3・5 迅速な行動力

これで、ワーキングメモリ、注意力、流動性知能という3つの輪が交わっていることがおわかりになったと思います。

そして、3つの輪が交わっているところに「アップテンポで集中して作業を行なう」と書き加えることができます。

つまり、ミスなく迅速に行動するということです。この能力を上げる資格は、誰にでもあるのです！ まさにこれを可能にするのがライフキネティックなのです。そして、このことは、88ページで取り上げたクリスティアン・ロイスの研究（2013年、ダルムシュタット工科大学修士論文）でも立証されています。

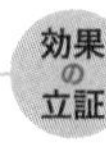

ミスの発生率と反応速度について検証

クリスティアン・ロイスは、12歳のジュニアサッカー選手を対象に、ミスの発生率と反応速度についても検証した。

その結果、ライフキネティックのトレーニングを受けたグループでは反応速度が15％上昇し、その上昇率は、サッカーの技術トレーニングを受けた比較対照グループよりも約50％高いことが示された。

比較対照グループでは、反応速度は上がったもののミス発生率が41％も上昇。これに対して、ライフキネティックグループのミス発生率は約50％低下していた。

おそらくあなたは今、「把握力」と「迅速な行動力」の違いは何なのかと思っていることでしょう。この答えは、223ページのブレーキの例を使うと簡単に説明することができます。

まず、反応時間はおおざっぱに2つの要素から成り立っているといえます。

1つは「知覚する時間」で、もう1つは「行動に移す時間」です。この例での「行動に移す時間」は、運転手が足をアクセルペダルからブレーキペダルへと移し、ブレーキペダルを踏むために必要な時間です。

しかし、状況をすぐに知覚することはできるけれども、筋肉が思うように早くは動かないこともあり得ますし、身体をすばやく動かすことはできるけれども、状況をすぐに知覚することができないこともあり得ます。

このどちらの場合でも、「迅速な行動力」は低下してしまいます。しかし、後者の場合のみ、その「迅速な行動力」の低下は、「把握力」の低下が原因となっています。

高齢者が悲惨な自動車事故を引き起こすたびに、ある年齢以上の人には運転能力を調べる検査を行なうべきだという議論が起こります。こうした自動車事故では、ブレーキペダルとアクセルペダルを踏み間違えるなどの重大なミスが原因となっていることも珍しくはありません。

ですから、高齢者が事故を起こすのは、難聴や視覚の低下、薬の服用などで把握力が低下しているからだと思われていますが、じつは、筋肉をうまくコントロールできなくなっている可能性もあるからなのです。運転中には、反応速度のほんの少しの違いが明暗を分けることがあります。

たとえば、223ページの例で、あなたの26メートルほど前にボールが転がってきたとしたら、もはやボールの前で車を止めることはできず、ボールを破裂させてしまうでしょう。

しかし、ライフキネティックのトレーニングを行なっていれば、決断を下す速度が30％以上、行動に移す速度も15％上がるのです。

そうすると、ブレーキを踏み始めるまでの走行距離を最大４メートル短縮でき、ボールを救うことができるかもしれないのです。そうして危険な状況が減れば、ライフキネティックは交通安全にも貢献できることになります。

私は、ユルゲン・クロップ監督に「ライフキネティックのトレーニングによって、もっとも改善したことは何だと思いますか」と質問をしたことがあります。すると、彼は次のような例を挙げて答えてくれました。

「ある選手がボールをキープしたときに、ほかの選手はそのボールを受け取れるようにすばやく動くことができるようになった。それは同時に、ボールをキープしている選手にとっては、ボールを渡す選択肢が増えたということになる。そのような中で、選手は以前よりも状況を迅速に把握し、ボールを渡すベストな相手をより早く選び出すことができるようになった」

あなたにこの能力がどの程度あるのか、もちろんテストで知ることができます。もし興味があれば次のテストを行ない、あなたがハイテンポで集中して作業を行なうことがどの程度うまくできるのか調べてみてください。

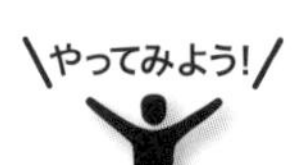

6つの質問で、ミスの発生率と反応速度をチェック！

まずは、次の6つの質問を最後まで読みます。その後これらの質問に答えていきますが、その際に時間を計ってください。では、始めてみましょう！

下に示したルールに則って答えてください：A＝9、B＝8、C＝7……J＝0

1. Gは Eよりも大きいか小さいか？
2. Dにするためには、どのアルファベットをHに足せばよいか？
3. FをHで割ると、どのアルファベットになるか？
4. 5のアルファベットは、9のアルファベットよりも前に来るか、後ろに来るか？
5. 5にするためには、Bからどのアルファベットを引けばよいか？
6. 6を3で割ると、どのアルファベットになるか？

答え――1:G<E、2:F、3:H、4:後ろ、5:G、6:H

答えが間違っている場合は、間違い1つにつき測定時間に5秒足してください。合計時間が30秒以上であれば、これに関する能力をまだ伸ばしていくことができるということです！

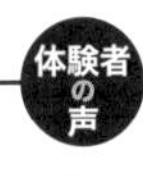

選手たちは状況を早く把握して正しい決断を下せるようになった

▼マッツ・グレン：スウェーデンのプロサッカークラブの監督、ライフキネティックのアンバサダー

「ライフキネティックのトレーニングでは、身体的負荷を大きくかけるようなことがありません。にもかかわらず、選手らのコーディネーション能力が非常に上がり、選手は皆、以前よりもはるかに早く状況を把握して正しい決断を下せるようになったのです」

10・3・6 結晶性知能

認知能力を上げるための最後の要素は、「結晶性知能」です。イギリスの心理学者レイモンド・キャッテルは、人間の知能を流動性知能と結晶性知能に分類しており（2011年、オリバー・ウォルターのウェブサイトより）、ほかにも感情的知能や身体運動的知能という概念を提唱した人もいます。

これらの分類は認知機能にもとづいて行なわれていますが、人間にとっての知能は一般的な認知機能だけを意味するのではありません。そのため、ライフキネティックでは、この知能の定義をもっと広くとらえたいと考えています。

キャッテルによる分類で流動性知能や結晶性知能が低いとされた人でも、その分類でもっとも知能が高いとされた人たちから羨ましがられるほど、社会生活の中でうまく立ち回ったり、すばらしい協調運動ができたりする人もいます。

動きも脳でコントロールされているのですから、脳の能力が高くなければ、そうした動きはできません。つまり、そのような人たちも知的なのです。

結晶性知能は、学習などで長年かけて蓄積したことを統合する能力です。この知能は、流動性知能とは反対に加齢とともに上がっていきます。

自分にとって価値ある経験や情報はすべて記憶され、そのうちの多くが大脳皮質の後部にある長期記憶に保存されます。もちろん、動きも知識の1つであるため、学習した動きも記憶され、その知識を呼び出すことができます。

しかし、その知識を定期的に呼び出さなければ、次第にその記憶の上に雑草が生えてきます。たとえば、5年ほど自転車に乗ることやスキーをすることがなかったら、それを再開しようとしても最初はなかなかうまくできないはずです。

ただ、すぐにまた自転車に乗ったり、スキーをしたりすることができるようになります。それは、その記憶の上に伸び放題になっていた草を、脳内にある草刈り機がすぐに刈り取ってくれるからなのです。

記憶される情報量はどんどん増えてしまうため、望む情報をすぐに呼び出すことができるかどうかということも重要になってきます。迅速に知識を引き出す能力、つまり想起力も脳の能力の要となるのです。

これらの関連でもっとも重要な脳領域は、「海馬」です。海馬は、どちらかというと脳の下のほう、つまり大脳辺縁系にあります。一方、計画の立案や計画の実行をつかさどり、身体の動きに非常に重要な役割を果たしているのは大脳皮質ですが、海馬からこの大脳皮質まで多くの神経回路が伸びています。

海馬は、情報の内容を保存し、その記憶を固定化するために重要な役割を果たしています。海馬がどの情報を長期記憶に送るか、どの情報が不要なのかを決めているのです。また、ワーキングメモリにも関連しているといわれています。

しかし、海馬の真の特技は、適切な刺激を受けると新しい脳細胞をつくることです。新しい脳細胞にも情報を送受信する軸索(情報を送信)と樹状突起(情報を受信)ができることで、別の脳細胞とつながり、脳内のネットワークに組み込まれていきます。

こうして情報のための新しい高速道路ができれば、情報をより効率よく伝達できるようになります。これは、2車線の道路よりも新しい3車線の道路のほうが、より多くの車を走らせることができるのと同じです。

ここでも、神経可塑性、つまり脳細胞同士の新しいつながりをつくる脳の性質が関係してきますね。ライフキネティックは、まさにこうした新しいつながりをつくることを目指しているのです！

まとめると、次のことをすれば、あなたはより知的になります！

①ワーキングメモリの容量を増やす
②情報を束ねる能力を上げる
③注意力を上げる
④把握力を上げる
⑤想起力を上げる

10・3・7 5つの能力をどのようにして高めるのか？

ライフキネティックでは、とくにワーキングメモリと把握力の改善に力を入れています。そのための課題では、ワーキングメモリの容量を増やすことを目指しています。同時に処理できる情報の数を通常の5個から最大の9個まで増やせることは、すでにお話ししましたね。その一方で、情報を束ねる能力を上げることも目指します。

そして、つねに新しい課題やバリエーションを提供することで、絶えず注意力を高めておかなければならない状況をつくり出します。集中していなければ、次々と出されるさまざまなルールをエクササイズに適用させることができず、トレーニングについていけなくなるからです。しかし、これを訓練すれば、日常生活でもより集中して物事を行なうことができるようになります。

また、トレーニングでは、いくつかのルールを同時にできる限り早くエクササイズに適用させるよう求めることもよくあります。その際のルールは、多くの場合、想起力を高める目的（ほかの目的も組み合わされていることもありますが）でつくられています。

原則的に、認知能力を鍛えないエクササイズは、ライフキネティックのエクササイズではありません。

ライフキネティックのもっとも重要な基本コンセプトは、

「動きと認知課題のないエクササイズは、ライフキネティックのエクササイズではない！」

です。

10・3・8 日常生活におけるアドバイス

ライフキネティックのエクササイズによってさまざまな認知能力が高められますが、すでにおわかりのように、そのエクササイズは、認知課題だけでなく、つねにほかの分野の課題も組み合わされている特殊な形態となっています。

より多くの分野を鍛えたほうが、より多くの効果が得られることは明らかです。ただそれゆえ、日常生活の中でライフキネティックと同様の効果を得る方法についてアドバイスするのは簡単ではありません。

しかし、数独やクロスワードパズルは何の役にも立たないということは、はっきりといえます。それよりも、買い物の際にメモを見ずに、買うものを覚えておくことのほうが、ワーキングメモリをはるかによく鍛えることができます。また、レジに行く前に、購入するものの合計金額を頭の中で計算してみるのもよいでしょう。

ほかにも、夕方にテレビ番組表をざっと見た後、パートナーにどの番組で何が放送されるのかを説明するというのはどうでしょうか。

携帯電話のデータファイルから電話をかけるときでも、まずはその番号の数字をできる限り多く覚えて（すべての数字を覚えておくのがベストですが）、その数字を入力していき、最後にすべての数字が合っているのか確認してから電話をかければ、ワーキングメモリを鍛えることができます。

また、車にガソリンを満タンに入れた後、走行距離とガソリンの量からガソリン1リットル当たりの走行距離を、ぜひ頭の中で計算してみてください。

インターネットで旅行について調べたり、中古車を探したりするときがあれば、まずは頭の中で選択肢を比較してみて、それから確認のために比較サイトを利用するのもよいでしょう。

そして、スマートフォンだけに頼らないでください！　予定や重要な電話番号は頭の中にしっかりと入れておくのがよいと思います。そうすれば、充電器が機能しなかったり、スマートフォンが故障したりしても、失うものが少なくて済みますし、ドイツの脳科学者マンフレド・シュピッツァーが言う「デジタル認知症」になる可能性も減らせます。

スマートフォンは、「私にデータを入れておけば、いつでもすぐにそのデータを確認することができるのだから、何も頭に入れておく必要はないよ」と私たちをそそのかします。これが、ワーキングメモリにとって「害」になるのです！

第11章

脳と体の老化を楽しみながら食い止める

1週間に合計60分間のトレーニングで明るい未来になる

楽しみながらトレーニングして、より賢く、より健康で、より有能になることができるのですから、あなたはラッキーですよ。しかも、それには1週間に60分間のトレーニングを行なうので十分だと、研究で証明されています。

この場合、1週間に1回60分間行なっても、30分間を2回でも、20分間を3回でも、あるいは毎日10分間行なうのでも構いません。トレーニングで重要なのは、ライフキネティックのメソッドを継続して応用していくことです。

トレーニングを継続して行なわなければ、その効果の一部は失われてしまいます。これは自然の摂理なので、仕方ありません。長年必要とされなかったものは、身体が取り除いてしまうのです。このことは、脳細胞や脳細胞同士のつながりと同様、筋肉にもいえます。

ここであなたは、「ライフキネティックのトレーニングを続けても、どうせ同じことを繰り返し行なうことはしないじゃないか」と思ったことでしょう。

しかし、そこには優れた脳のしくみが隠されているのです。じつは、新しくつくられたネットワークの全体を維持するには、そのネットワークのほんの一部を刺激すればよいのです。たとえば、回転する動きに、物をつかむ動きと目の動きを加え、数を聞き、さらに色を見てそれらの動きを変化させていくというエクササイズを行ない、そのために必要なネットワークがつくられたとします。1週間後に、その中で回転運動だけが同じエクササイズを行なったとしても、1週間前につくられたネットワーク全体を維持できるのです。

ただいずれにしても、ライフキネティックのエクササイズには、さまざまな脳領域を使う課題が必ず含まれているため、トレーニングを続けてさえいれば、トレーニングによってつくられたネットワークの大部分をほぼ確実に維持することができます。

そのため、ライフキネティックのトレーニングプログラムは、生涯にわたって行なうことができるようにつくられています。今のところ、どのようなときにどの神経回路が使われるかは明らかになっていないため、あらゆる脳領域を活性化させておくのが得策でしょう。

銀メダルを取れたのは、私の競技能力を上げることができたから

▼モニカ・カルシュ：射撃競技選手、ライフキネティックのトレーナー

「ライフキネティックは、私にとってまさに一石二鳥なのです。リオデジャネイロオリンピックで銀メダルを取ることができたのは、ライフキネティックのトレーニングで私の競技能力を上げることができたからでもあります。

ライフキネティックのメリットの1つは、それほどまでに私自身の力を上げてくれるということ。そして、もう1つは、ライフキネティックのトレーナーとして、ものすごく大きな喜びを得ることができるということです。参加者が「トレーニングによって日常生活のさまざまなことが改善した」と私に報告してくれるたびに、本当にうれしい気持ちになります。また、私自身も参加者も楽しんで行なうことができるというのは、すばらしいことです。笑うと健康になりますから!」

11・1 あらゆる人の能力を上げる

ライフキネティックのエクササイズは非常に大きな効果を発揮するものであり、かつ年齢や体力にかかわらず誰でも楽しみながらその効果を得ることができるようになっています。そのため、ライフキネティックでは早くから、「これまで社会を支えてきた人たち、今支えている人たち、今後支える人たちの能力を高めること」を目標としています。

私たちライフキネティックチームの夢は、あらゆる幼稚園、学校、企業、高齢者施設にライフキネティックを提供することなのです。もちろん世界中の人がライフキネティックの必要性に気づいているわけではないので、それがとても大変なことだというのはわかっています。でも、その夢を実現させていこうとしています!

11・2 早く始めるほど効果が表われる

研究報告

幼児期の運動能力と読み書き能力、算数の能力には密接な関係がある

すでに1981年にある研究で、幼稚園児の運動能力を協調運動によって鍛えると、知能も上がることが証明されている。その後、2006年にスンヒ・ソンとサミュエル・メイセルズが行なった研究で、幼児期の運動能力とその後の読み書き能力、算数の能力には密接な関係があることが明らかになった。

ほかの研究でも、驚くべき結果が出ている。アーレン大学（ドイツ、アーレン）のエックハルト・ホフマンが2007年に幼稚園児を対象として行なった研究によると、バランス能力が正常だった子どもは、10人に1人しかいなかったという。

また、AVGテクノロジーズ社（オランダのウイルス対策ソフト企業）のアンケート調査で、調査対象となった幼児のうち19％がスマートフォンを扱うことができ、25％がパソコンでウェブブラウザーを開くことができるが、靴ひもを結ぶことができるのは10％、浮き輪なしで泳げるのは20％しかいないことが示された（2011年、イェルク・ジットラウの研究報告より）。

残念ながら、大半の幼稚園では運動の時間がほとんど取られていません。また、幼稚園児の親の多くが運動好きではないため、親も子どもの見本となるようなアクティブな行動をし

ていないのです。テレビを見たりコンピュータゲームをしたりするのが、今や幼児の日常となっています。親の多くがスマートフォンをつねに持ち歩いているのですから、その子どもがスマートフォンを魅力的で面白そうと感じ、いじりたいと思うのは当然でしょう。そうすると、幼児期に運動をあまりせず、すばやい動きを求められる状況をほとんど経験しないことになります。

しかし、まさにこの幼児期に人格の基盤がつくられ、動きをコントロールする能力が培われていきます。ですから、この時期に十分に身体を動かすことは何にも代えがたい意義のあることなのです。幼稚園で短時間でもライフキネティックをすれば、子どもは動く楽しさを知るはずです。

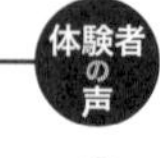

3歳の息子は、ライフキネティックの時間をいつも楽しんでいるよ

▼フローリアン・ヒルシュ：企業疾病金庫（BKK）

「保育園でライフキネティックが行なわれているのはうれしいよ。私の息子はライフキネティックの時間をいつも楽しんでいて、3歳にしては、さまざまな身体の部位をとてもよく協調させて動かすことができるんだ」

11・3 授業に集中できて学校が楽しくなる

驚きの事実が明らかになっています。

- 国際学力調査〔PISA〕〔OECD（経済協力開発機構）加盟国の15歳を対象とした学習到達度調査〕で、参加国の中でドイツの学生の学力があまり高くないことが判明。
- 2011年に、10〜12歳のドイツ人の12％がADHD（注意欠如・多動性障害）と診断された。また、19歳以下でADHDと診断された人は2006年から2011年の間に42％増加した（2013年のトーマス・グローベ、E・ビイツアー、フリードリヒ・シュヴァルツの研究による）。
- ASD（自閉症スペクトラム障害）やADHDの治療薬として使用されているメチルフェニデート（リタリンなどの製剤）の薬局での購入量は、1993年の50倍以上（ドイツ連邦医薬品・医療機器庁における2015年のデータより）。
- 2007年のクラウス・ベースらの研究において、細い角材の上で、両腕を横に伸ばして片足で1分間以上立っていられなかった被験者は86％だった。
- 2011年の研究で、学習能力に重大な問題がある子どもの多くは運動能力も低いことがわかった（マリエケ・ヴェステンドルプ、エステル・ハルトマン、スザンネ・ホーヴェン、ジョアンネ・スミスの研究より）。
- 2003年のクリスティーネ・グラフらによる研究で、後ろ向きにうまく歩いたり、片足で跳びはねたりすることができる子どもは、集中力も高いことが認められた。
- 2008年からWHO（世界保健機関）は、子どもと青少年に対して1日1時間以上、中等度の身体活動を行なうよう推奨している。しかしドイツでは、3~17歳でこれに従っている人の割合は27・5%にすぎない(2014年のミヒャエル・ランゲらの研究より)。

今こそ、学生たちを救わなければなりません。すでに、学力を補うための塾がたくさんあります。

調査報告

苦手な教科の学力を上げるために塾に通っている高校生以下の割合

ベルテルスマン財団の依頼によりクラウス・クレム、ニコル・ホレンバッハ - ビーレが2016年に行なった調査で、ドイツにおける高校生以下の全学生の約14%、つまり120万人が、苦手な教科の学力を上げるために塾に通っているという結果が出ている。

しかし、冒頭の研究結果を見ると、塾へ行くよりもライフキネティックをしたほうが、学力が上がることがわかります。一部の学校では、学校のふつうの授業中に毎日、ライフキネティックの10分間プログラムが実施されており、その効果が実証されています。

また、体育の時間の3回に1回はライフキネティックを行なっている学校もいくつかあります。ほかにも、選択必修科目やクラブ活動として、また文部省が推奨する運動休憩(授業の合間に疲労回復のための軽い運動をする時間)としてライフキネティックを導入している学校もあるのです。

効果の立証

運動能力と認知能力にどのような影響をもたらすのかを検証

２０１１年に、実践的学校教員養成センター（ＺｆｓＬ：ドイツ、フェットヴァイス）で教員の研修中であったフローリアン・フェルテスは、第二次国家試験論文の一環として、ライフキネティックが11～12歳の児童の運動能力と認知能力にどのような影響をもたらすのかを検証している。

具体的には次の能力について調べている。身体の動きを調整するために必要な能力：連結能力〔動きを連動させる能力〕、リズム能力、バランス能力、反応能力、変換能力〔動きを切り替える能力〕。認知のために必要な基本的能力：視空間認知能力、計算能力、記憶力、論理的思考能力、流暢に話す能力、文脈を正しく理解して解釈する能力である。被験者53人のうち27人は、４週にわたり授業のある日は毎日、１分間のウォーミングアップの後、５分間のライフキネティックトレーニングを行なった。

その結果、認知能力は、繰り返し効果（１・10％）を差し引いて15・30％上昇。運動能力（運動指数：ＭＱ）も、繰り返し効果（１・84％）を差し引いて16・56％上昇した。中でも、集中するための能力が77・１％も上がったことは、注目に値する。また、トレーニング前の測定値が低かった被験者ほど、トレーニングによって能力がより改善していた。

これと同様の研究を、アウグスブルク大学（ドイツ、アウグスブルク）のクリスティアン・ハースとマルティン・ショルズが２０１１年に行なっている。同研究では、９～10歳の児童

42人を対象とし、うち20人に15～45分間のライフキネティックトレーニングを3週にわたり全11回受けてもらい、残りを比較対照グループとした。その後、ライフキネティックが被験者の認知能力にどのような影響を及ぼすのかを、2005年と2006年に行なわれたバイエルン算数比較テストにもとづいて検証した。

その結果、ライフキネティックグループの成績が44・74％上がり、その上昇率は比較対照グループの上昇率（15・28％）の約3倍であることが示された。とくに、「より複雑な関連性を算数の技能と算数的思考で読み解く力」と「どの演算を用いたらよいか決定する力」でライフキネティックグループの成績が平均を大幅に上回っており、このことがもっとも際立った点であった。研究開始時には、両グループのこの成績は全受験者の平均より低かった（ライフキネティックグループ：平均よりも17・8％低い、比較対照グループ：平均よりも19・4％低い）。その3週間後に行なったテストでは、比較対照グループの成績は平均よりも13・8％低く、3週間前からあまり上がらなかったのに対し、ライフキネティックグループの成績は平均よりも9・8％高くなったのである。

教師たちも、「ライフキネティックを導入してから、規律を守らない生徒がほとんどいなくなった」と口をそろえて報告してくれており、とくにこうした点でライフキネティックが役に立っているようです。

生徒が騒ぎ出したり集中しなくなったりしたら、数分間ライフキネティックを行なうだけで、生徒がまた授業に集中できるようになるというのです。教師は皆、ストレスが減ったと言っています。教師生活中に燃え尽き症候群になる教師が29%もおり、教師は非常に病気になりやすい職業でもあるため、教師のストレスを減らせるのはとても意味のあることです。

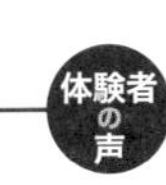

授業に集中でき、頭の切り替えがしやすくなったようだ

▼ザビーネ・ライター：教師

「ライフキネティックを導入してから、よいことばかり起こっています。生徒は以前よりもずっと授業に集中でき、次の科目へ移るときに頭を切り替えやすくなったようです。何人かの生徒は成績も上がりました」

11・4 年をとっても元気でいられる――精神的にも身体的にも！

1週間に1回以上スポーツをしている人の割合は、加齢に伴い低くなるといわれていますが、実際は少し違います。

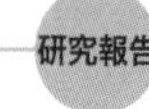

スポーツ活動およびスポーツ消費に関する研究

ヨハネス・グーテンベルク大学（ドイツ、マインツ）が行なった「スポーツ活動およびスポーツ消費に関する研究」で、16歳以下の子どもと青少年のうち、週1回以上スポーツをしている人の割合は56％以上であるものの、26〜35歳ではその割合は26％にすぎないという結果が出ている。

ただ、36歳以上になるとその割合は少しずつ上がり、66〜80歳の年金生活者ではその割合は35・1％になり、つまり3人に1人は週1回以上スポーツをしていることがわかった（2012年、ホルガー・プロイス、クリスティアン・アルフス、ゲルト・アーレルトの報告より）。

これらは一見ポジティブな結果のように思えますが、この研究を詳細に見ていくと、すべての年齢層で約半数の人がまったくスポーツをしていないことも明らかになっています。

ところで、元イギリス首相のウィンストン・チャーチルがジャーナリストから「ご自身の長寿の秘訣は何だと思いますか？」と問われ、「何よりも、スポーツをしないことだ！」と答えたといわれています。スポーツをしていない人は、この言葉を信じているのでしょうか。

チャーチルが本当にこのようなことを言ったかどうかは定かでなく、英語圏ではこの言葉はまったく知られていません。しかも、彼は若いときには非常によくスポーツをしていました。私がここで言いたかったのは、「健康を維持するためには、適度な量の運動が必要だ」

ということです。まったく運動をしないのは、骨や腱、関節、筋肉、そしてとくに脳に悪影響しか与えません。

ここでは、チャーチルよりもほかの人の言葉のほうが役に立つでしょう。「Mens sana in corpore sano」――本書ですでに何度か出てきた古代ローマの詩人ユウェナリスの格言で、次のように訳されています。

「健全な身体にしか健全な精神は宿らない」

ただ、残念ながら本来の意味はこれとは異なるようです。ユウェナリスは、願い事ばかりして大欲を持つことを批判しており、この言葉で「願い事は、せいぜい心身の健康だけに留めるべきだ」と言いたかったそうです。

ですが、心身の健康は願うだけでは手に入らないことは、誰でも知っています。高齢まで健康でいるためには、活動的であり続けなければいけない、あるいは活動的にならなければいけません。

ただ、前述したように、適度に運動することが大切で、せっかく運動をしてもその量によっては、かえって害になることもあるのです。

一流のスポーツ競技選手は、たいてい、競技や練習の際に非常に大きな負荷を身体にかけるため、過剰負荷からケガなどが発生し、競技生活中ずっとその後遺症に悩まされることになります。つまり、運動が健康を促進する手段になるかどうかは、その量によって決まるのです。

とくに、不健康な食事をしている人は、適度な負荷をかける運動を定期的に行なわないと循環器系の障害に見舞われます。砂糖や塩、調味料、脂肪分が多すぎる食品や嗜好品、アルコール飲料を大量にとると、血管にコレステロールなどがたまって血流が悪くなり、その結果、動脈閉塞症や高血圧、心筋梗塞、脳梗塞といった典型的な国民病を発症し、健康的な生活を長く続けることができなくなってしまいます。先進国のスーパーマーケットには、こうした食品がたくさんあるので、病気になる危険性が十分にあります。

このような将来にならないために、身体に適度な負荷をかける運動、つまり心拍数が適度に上がる運動を1回につき20～30分以上、週に2～3回行なうのがよいでしょう。スポーツ施設などでそうした持久運動時の理想的な心拍数を割り出してもらってもよいですし、自分自身で感じ取るのでも構いません。また、左記の計算式によっても、簡単に知ることができます。

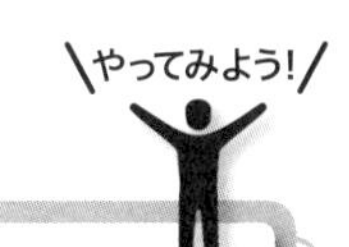

理想的な最大心拍数の算出方法

まずは、次のクノ・ホッテンロット教授とゲオルク・ノイマンによる計算式（2016年の文献より）にもとづいて、理想的な最大心拍数（＝最大HF）を算出していきます。

208－（年齢×0・7）

たとえば、40歳の人の理想的な最大心拍数は、208－（40×0・7）＝180となります。

次に、安静時心拍数（＝安静時HF）を測定します。朝、目が覚めて横になったままの状態で測定するのがベストです。のど仏の横の頸動脈に指を当て、1分間脈をとります。

持久運動を行なう際の理想的な心拍数は、カルボーネンによる計算式（1957年の文献より）で求めることができます。

（最大HF－安静時HF）×0・6＋安静時HF

40歳で安静時心拍数が60の場合は、（180－60）×0・6＋60＝132となり、約132の心拍数で運動するのがよいということになります。これまでにスポーツをまったく行なったことがない人は、まずは、この計算式で算出されたものよりも10％少ない心拍数で始めてみてもよいでしょう。

どのような持久運動を選べばよいのかは、好みだけではなく、関節の状態によっても異なります。関節（とくに軟骨）の摩耗による症状が現れている場合は、まずは体重を関節にあまりかけない運動、たとえば水泳やボート漕ぎ、サイクリングを行なうのがよいでしょう。そのような運動をある程度の期間行なったら、その後はほかの運動を試してみてもよいと思います。関節の摩耗がまだひどくなければ、腱や靭帯、関節にある程度の負荷をかけることも可能です。そうすることで、慢性の症状が和らぐことも珍しくはありません。

その場合の運動として、ウォーキングやノルディックウォーキング、ジョギング、インラインスケート、クロスカントリースキーなどが挙げられます。もちろん、その道のプロが個々の身体の状態をチェックし、個々に合ったプログラムを作成してくれるのであれば、それに越したことはありません。いずれにせよ、過剰な負荷をかけず、不快感や痛みを生じさせないようにすることが大切です。

効果の立証

トレーニングをしたことがない人でも、健康を促進する効果を発揮

ライフキネティックは、持久運動ではなく、それに似た運動でもない。ただ、94ページの「ザルート」が行なった研究では、ライフキネティックのトレーニングを受けている最中の被験者の平均心拍数は、心臓病患者が行なうリハビリ用持久トレーニングに適した心拍数であった。

そのようなリハビリ用トレーニングでは、自転車エルゴメーター（自転車を模した装置で、ペダルを踏んでも前に進まないようになっている）が用いられるが、ライフキネティックのトレーニングでは、心拍数の上昇度はエクササイズによって大きく異なるため、自転車エルゴメーターのようにつねに同じ量の負荷をかけ続けることはない。

それでも、ライフキネティックのトレーニングは、それまでトレーニングをしたことがない人にとっては循環器系への適度な負荷になり、健康を促進する効果を発揮することが示されたのである。

身体の健康のために非常に重要な要素がさらに2つあります。筋力と可動性です！　ライフキネティックのトレーニングでは、残念ながらこの2つの分野を鍛えることはほんのわずかしかできません。

ただ、筋力と可動性は、持久力やコーディネーション能力、認知能力と同じくらい健康のために重要な要素で、その重要性は加齢とともに増していきます。十分な筋力がなければ、日常生活での動き（かがむ、立つ、階段を上る、回転する、持ち上げるなど）はできません。

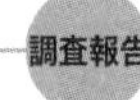

筋力は35歳以降低下し続ける

ハンス・ヨーゼフ・ハースが2007年に報告したところによると、さまざまな調査（1994年シュミットブライヒャー、2000年ホールマン&ヘッティンガー、2005年ディルクス&レーウェンバーク、2003年フランク&パトラ、2003年スケルトン&バイエル）で、筋力は35歳以降低下し続けることが確認されている。具体的には、35～44歳と45～54歳ではそれぞれ4～5%、55～64歳では15%低下し、65歳以降は1年ごとに1・5～2%低下していく。

これにはさまざまな原因があり、ホルモン分泌の変化（テストステロンとエストロゲン分泌の低下）、感覚情報を伝達する神経細胞の変化、身体の構造的変化（特定の筋繊維における繊維数の減少）などが考えられる。中でも、筋力にもっとも悪影響を与えるのは、病気などによる安静である。8日間動かないでいると、姿勢を維持する筋力が20%低下し、14日後には28%も低下する!

加齢に伴い、病気や事故に見舞われる可能性も高くなり、動けない状況になる事態も増えます。

可動性を低下させるメカニズムについても、筋力の場合と同じことがいえます。人間は、状況にうまく適応できるように合理的に考え、行動する生き物であるため、その状況に必要な能力は調達しようとしますが、必要ない能力は下げようとします。

つまり、安静にしていると、筋繊維や筋膜、腱、靭帯、関節軟骨、関節包の柔軟性が低下していきます。

このことは、身体全体の筋肉と関節についていえますが、とくに「前屈」に必要な柔軟性がひどく失われていきます。あなたは、膝を伸ばして前屈したときに指や手の平を床につけることができますか？　できない場合は、すぐに手を打たなければなりません！

そのためのトレーニングをしなければ、気づかないうちに太ももの裏側とふくらはぎの筋肉、それとお尻の筋肉があっという間に硬くなり、いずれは立ったまま靴ひもを結んだり、靴下をはいたりすることができなくなってしまいます。

骨盤の前方にある筋肉も、座ってばかりいるとすぐに硬くなってしまいます。サッカー選手も、この部位の筋肉を十分に伸ばすストレッチをせずにシュートのトレーニングをひんぱんにしていると、その筋繊維が短くなり、柔軟性が低下していきます。

その結果、骨盤が前方へ傾き、腰椎が前に向かって異常に湾曲してしまうことがあります。すると、身体のバランスをとるために胸椎が逆に、後ろに向かって湾曲するため、背中が異常に曲がってきます。この場合、両肩が前方へ出てしまうことも珍しくありません。この姿勢では、脊椎に非常に負荷がかかり、この状態が続くと背中に痛みが生じてきます。

一方、膝関節と上体の関節の痛みや炎症は、多くの場合、距腿関節（足首の関節）の動きが悪くなることで起こります。この関節の可動性が低下すると、立っているときの足の安定性にも影響が及んできます。とくに、片足の距腿関節の可動性だけが落ちると、身体を傾けて歩くようになり、片側の筋肉がつっぱって硬くなってしまうことがあるのです。

しかし、こうしたことが起きないようにすることはできます！ 筋肉や腱、靭帯は、年齢にかかわらずトレーニングすれば発達します。筋力と可動性を定期的に鍛えていれば、一時的に安静にしていなければいけない状況になっても、これらがひどく低いレベルにまで落ちることはありません。

いずれにしても、安静にしている必要がなくなったら、必ず筋力と可動性を取り戻す必要があります。その場合、フィットネスクラブなどでトレーナーの指導の下、筋力と可動性のトレーニングを1週間に2回以上行なうのが理想的です。それでは負担が大きすぎるという人は、1週間のうち3～4日、朝の起床後に次のエクササイズを行なうだけでも筋力と可動性を高めることができるでしょう。

やってみよう!

筋力と可動性を高める6つのエクササイズ

①胸を開いて腰を浮かす

背もたれのない椅子を壁際に置き、その椅子に座り、背中全体を壁につけます。次に、西部劇で「手を上げろ!」と脅されている人物のように、両腕を横へ広げて直角に曲げ、両手の指先を上方へ向けます。その状態で両方の肩と肘と手首を壁につけ、背中全体も壁につけたまま腰を数センチ椅子から浮かせ、椅子に体重がかからないようにします。その状態をできる限り維持します。

②斜め立ちして腕立て伏せ

壁から1~1・5メートルほど離れたところで、壁に向かって立ち、両腕を斜め上方へ伸ばし、倒れそうな壁を支えるつもりで壁に手をつきます。その状態で、腕立て伏せのように肘を曲げたり伸ばしたりします。これをできる限り長く続けます。このとき膝を曲げず、かかとは床につけたままにしてください。

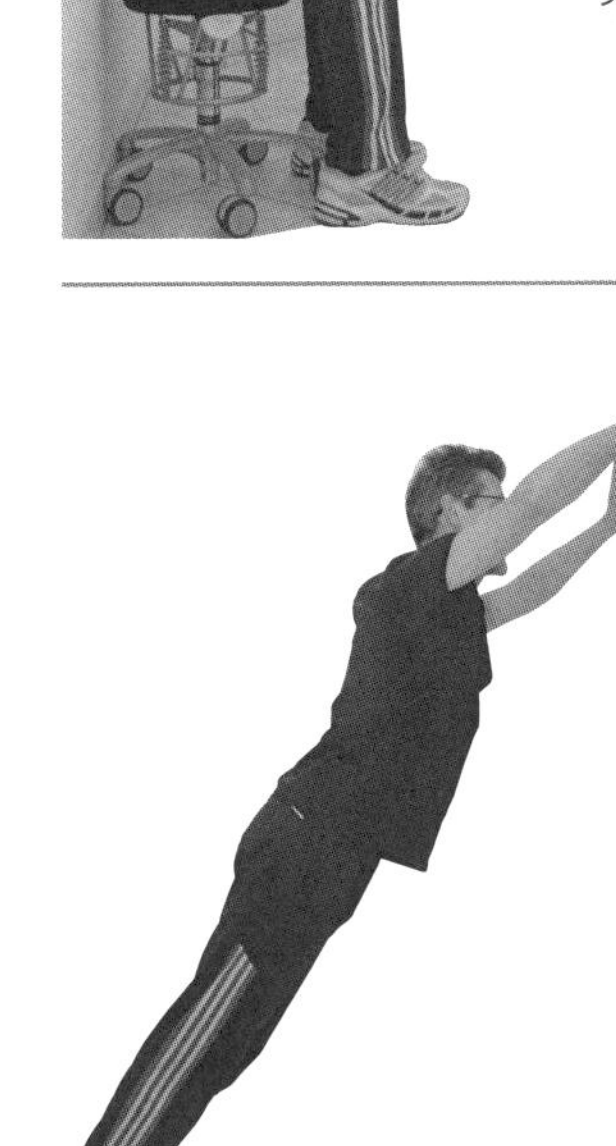

③骨盤を上げて逆腕立て伏せ

膝を伸ばして床に座り、身体の後方で手の平を床につけます。そして、膝を伸ばしたまま、骨盤を上方へ引き上げます。できる限りこの状態を維持させます。また、その状態で腕立て伏せのように、肘を軽く曲げたり伸ばしたりしてみるのもよいでしょう。

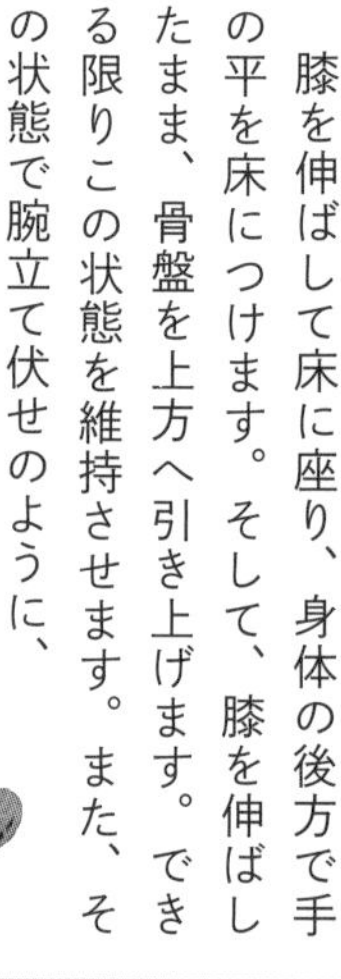

④両脚を上げて両脚先を動かす

膝を伸ばして床に座り、太ももの横辺りで手の平を床につけます。両脚を上げ、そのままの状態で両足先をゆっくりと内側へ、その後外側へ向かって回します。両脚を上げていられる間、これを滑らかに続けていきます。可能であれば、この足先の動きとともに頭をゆっくりと慎重に右へ、その後左へ傾けます。

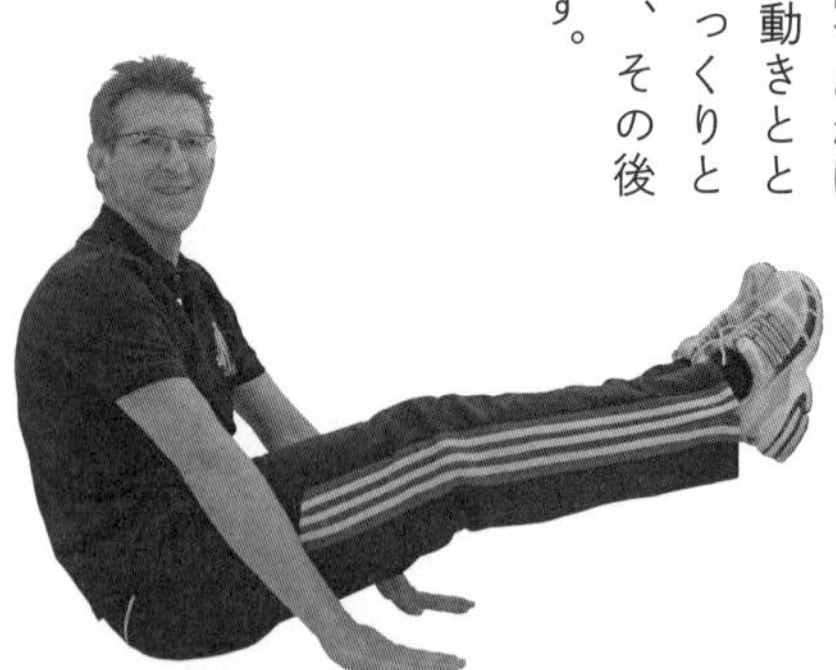

⑤足の指をつかんで腹式呼吸

次に、この足先と頭の動きを変えていきますが、その前に両脚を床につけ、膝を伸ばしたまま手の指で足の指をつかもうとしてください。できる限り上体を前方へ伸ばした体勢で、深く腹式呼吸をしてみましょう。息を吐きながら、もう少し上体を前方へ伸ばせないか試してみてください。ただしこのとき、痛みを感じるほど無理に伸ばさないでください！　では、④の別のバージョンに移ります。

④の体勢からまた両脚を上げ、今度は両足の足先を同じ方向へ回していきます。回す方向は、右回りでも左回りでも構いません。それと同時に、頭を前に倒し、そこからゆっくりと慎重に左、上、右へと回していきます。両脚を上げていられる間、これを続けていきます。最後に、両脚を床につけ、もう一度手の指で足の指をつかもうとしてみましょう。

⑥上半身と下半身の複合ストレッチ

右膝を床につけて、左足を横に伸ばし、上体を立てます。右腕を頭の後ろに回し、左手で右手をつかみ下方へ引っ張ります。その力で頭と上体を慎重に左下へ傾けます。そして、腰の右側を前方へ出し、しばらくこの体勢を保ちます。その後、逆側の足と腕、腰を使って同じように行ないます。

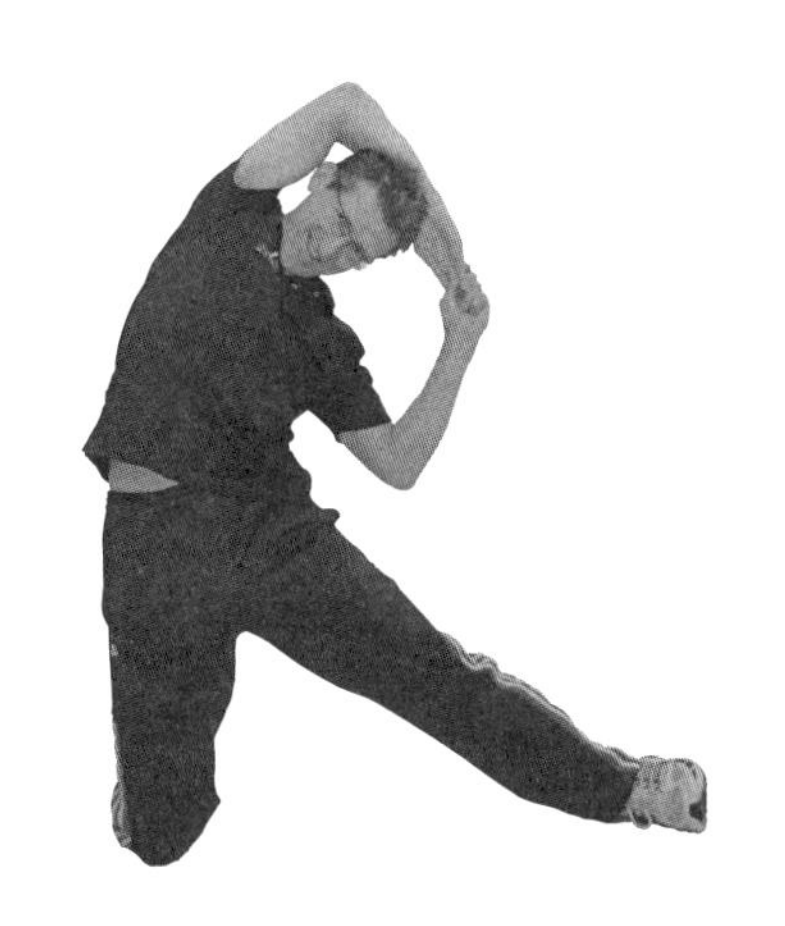

健康に重要な要素がもう1つあるので、そのことについても説明します。それは、「呼吸」です。呼吸するやり方には2種類あり、1つは「胸式呼吸」で、もう1つは「腹式呼吸」です。

胸式呼吸では、肋間筋〔肋骨の間にある筋肉〕が収縮し、それにより肋骨が持ち上がり、胸郭〔肋骨など胸部の骨格〕が広がって、息を吸い込むことができます。肺と胸郭の間には空間があり、ここは陰圧（大気圧より圧力が低い状態）になっています。胸郭が広がると、その空間内の圧力がさらに低下し、肺が外側に引っ張られ、肺が膨らみ、肺の中に空気が入り込むというしくみになっています。この空間内には、少量の液体が入っています。

たとえば、2枚のガラス板の間に水を入れると、板がそれぞれ動きやすくなり、こすれ合うことがなくなりますよね。それと同じように、この液体のおかげで、肺は胸郭の動きに合わせてスムーズに大きくなったり小さくなったりすることができるのです。

胸部と腹部を仕切っている筋肉が横隔膜で、腹式呼吸はこの横隔膜を使って行なう呼吸です。リラックスしているときの横隔膜はドーム状に盛り上がっていますが、収縮するとピンと張られてドームが平らになり、それに伴い胸郭が広がり、肺が膨らみます。

また、ドームに入っていた腹部の内臓が身体の前方へ押し出されるため、「お腹が出ている」状態になります。そして、横隔膜と肋間筋がゆるむと、横隔膜は再びドーム状に盛り上がり、胸郭が狭くなって肺から空気が押し出されるのです。

横隔膜をよく動かしておくと、消化がうながされ、静脈から心臓への血流もよくなり、リラックスしやすくなるため、腹式呼吸を定期的に意識して行なうことはとても大切です。そうした効果がある腹式呼吸は、ヨガや格闘技、音楽の分野でも、神経過敏や不安、ストレスを和らげるために取り入れられています。

通常、私たちはつねに胸式呼吸と腹式呼吸の両方で呼吸していますが、リラックスした状態では腹式呼吸が優位になっています。呼吸に必要なエネルギーは、胸式呼吸よりも腹式呼吸のほうが少ないのです！

世の中には、よりスポーツマンに見えるように、できる限りお腹を引っ込めようとしている人が多く、「胸を張る（膨らませる）」ことは、外見を気にしている人のモットーでもあります。

しかし、そのモットーを「お腹を出す」にしてみましょう。ビール腹であろうと、メタボ腹であろうと、お腹を膨らませて腹式呼吸の効果を発揮させるべきなのです。次のような簡単な練習で、腹式呼吸を意識して行なえるようになります。

腹式呼吸の効果を発揮しよう

姿勢は、立位でも座位でも、あるいは身体を横たえた状態でも構いません。まずは胸部をできる限り動かさないようにし、両手を腹部に当て、腹部を膨らませながら息を吸い、手が前方へ押し出されるようにします。

このとき、腹部の筋肉だけで膨らませているように思えるかもしれませんが、きちんと横隔膜が平らになっているので心配ありません。息を吐くときは、手で腹部を軽く圧迫して、へこませます。その際、できる限り胸部を動かさないようにしてください。

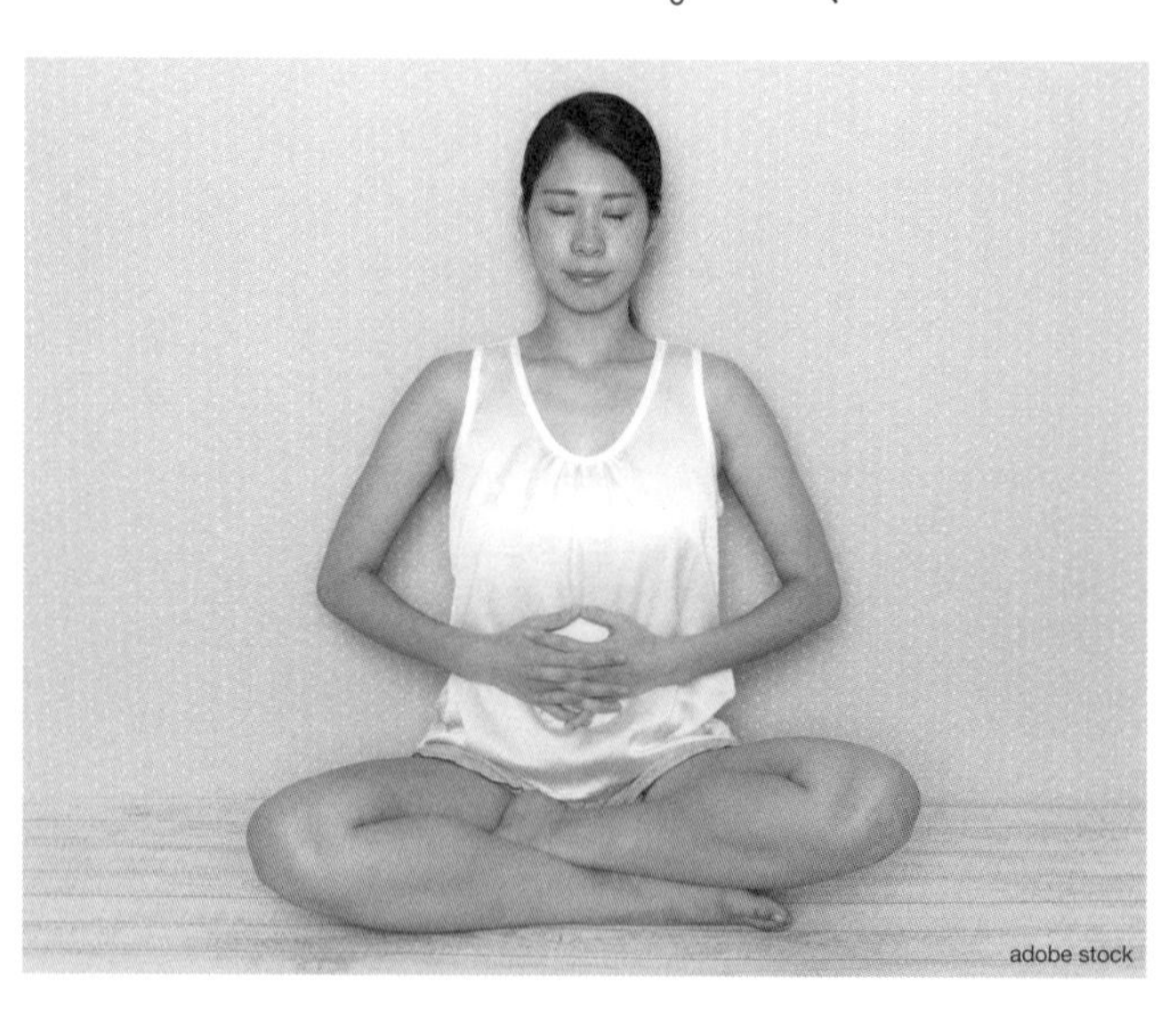

ライフキネティックのエクササイズには、こうした腹式呼吸の要素が含まれていたり、筋肉に軽い負荷をかけたりするものもあります。

たとえば、跳びはねたり、床に落ちたボールをひんぱんに拾い上げたりするエクササイズでは、筋肉を軽く鍛えることができます。

また、普段はしないような動きをするエクササイズによって、背骨の可動性を高めることもできます。トレーニング中に額に少し汗をかく人もいるので、エクササイズによってはある程度の身体的負荷がかかるのだと思います。ただ、これだけでは、持久力や筋力、可動性を十分に鍛えることはできません。

ライフキネティックのエクササイズや前述した、膝を曲げたり腕立て伏せをしたりするエクササイズのほかに、ヨガや太極拳、気功、チベット体操、ブラックロール筋膜トレーニング〔ブラックロール社のロールを使用して筋膜に働きかけるトレーニング〕、スリングトレーニング〔吊り具を使ったトレーニング〕、筋力トレーニングなども行なうほうがよいでしょう。このためのトレーニングは好みで選んでよいと思います。

いずれにせよ、高齢になっても元気でいるためには何かしらのトレーニングを行なうことが必要です！　幸せは自らの手でつかむものなのです！

じつは、ライフキネティックには、毎日10分間だけ行なうプログラムもあります。このプログラムには、次のようなメリットがあるのです。

- プログラムを実施する時間を状況に合わせて変えることができる
- 皆で行なうことができる
- 身体と脳の能力を高めることができる
- 行なうために必要な場所、時間、道具、資金はほんのわずかで済む
- 皆で一緒に笑えて、和やかな雰囲気になる
- ストレスを感じにくくなる
- よりリラックスできるようになる

このプログラムの効果は、93ページのYourPrevention™による研究でも科学的に証明されています。

この10分間プログラムがどのようなものなのか知りたいですか？　少し試してみたいというのであれば、大歓迎です！　このプログラムの典型的なエクササイズを教えましょう。

今はまだ行なわないというのであれば、次のエクササイズを飛ばしてください。

やってみよう！

ボールダンスに挑戦！

このエクササイズは、トレーナーやほかの人と行なったほうがずっと楽しくでき、この本で紹介するバージョンよりももっといろいろな動きができますが、もちろん独りで行なうこともできます。

このエクササイズでは、小さなボールを2つ使います。

まずは、これから行なうエクササイズに備えて脳と目を少しウォーミングアップしておきましょう。

片方の腕を前方へ伸ばして、親指を上に向けます。その親指に視線を固定させ、頭を動かさないようにします。

次にその親指で眼鏡（8の数字を横にした図）を3回描きます。その際、輪を目で見え

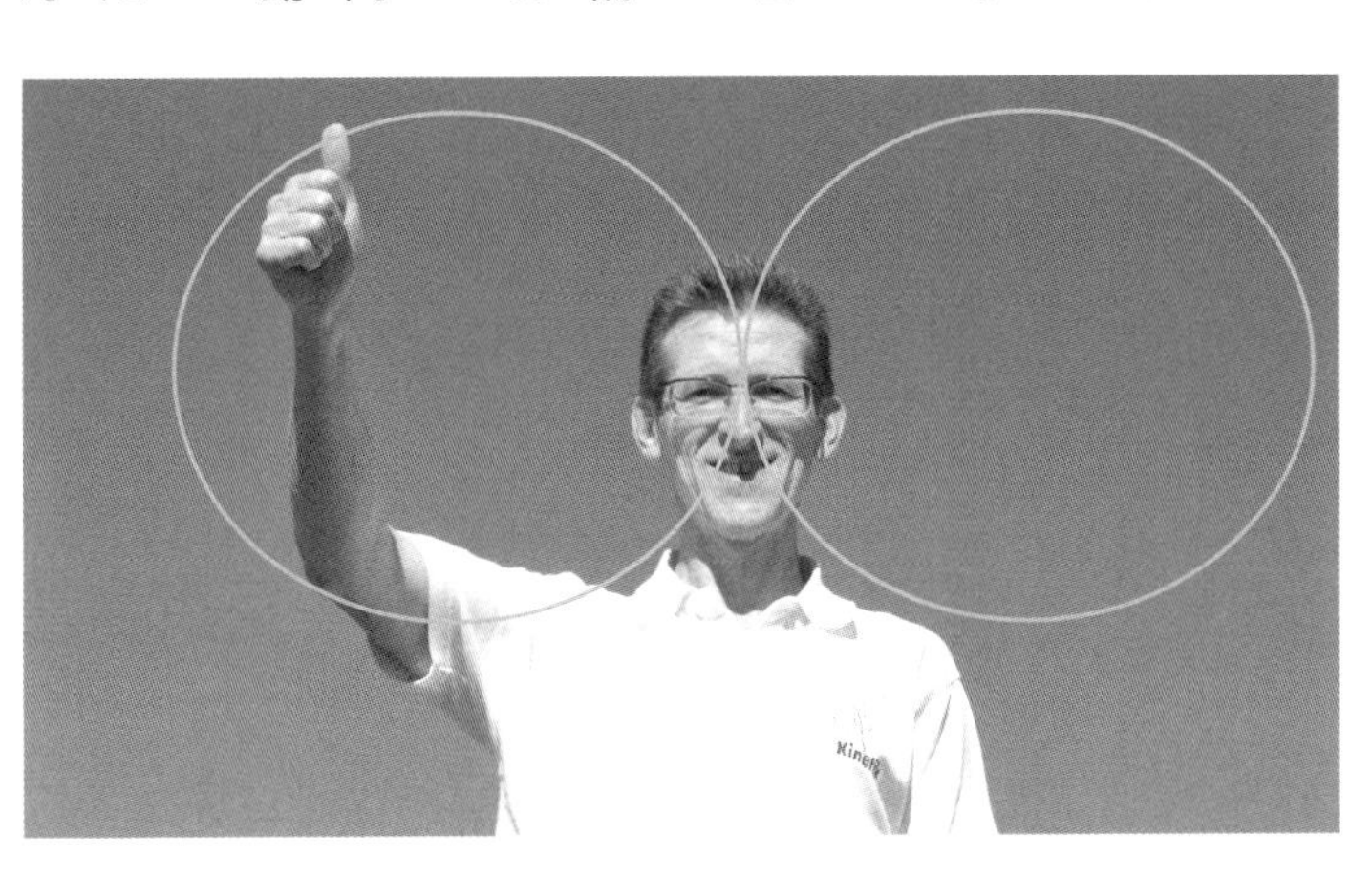

る範囲のぎりぎりまで大きく描いてください。

　これを行なった後、もう片方の腕でも同じことを行ないます。右側の輪の視覚情報は左脳で処理され、左側の輪はその逆になるので、脳のウォーミングアップにもなります。

　次に、エクササイズの準備として、それぞれの手でボールを1つずつ持ち、片方のボールだけを20センチメートルほど上へ投げます。これを左右それぞれ2〜3回行なってください。

　では、ここからが本当のエクササイズとなります。片方のボールを上へ投げ、同時にその反対側の足を半歩ほど前に出します。ボールを手でつかんだ後、足を元の位置に戻します。おそらく、これはうまくできるでしょう。ライフキネティックの基本コンセプトは、「基本的な動きは誰にでもできる」ですから！

　この動きを左記のルールに従って、できる限りすばやく行なってください。

ルール：

Left ＝左手のボールを上へ投げ、右足を前に出す

Right =右手のボールを上へ投げ、左足を前に出す

では、次の順番で行なってみましょう！

Left—Right—Right—Left—Right—Left—Left—Right—Left—Right—Right—Left—Right—Right—Right—Left—Left—Left

これもうまくできたら、すぐに次のバージョンに移る必要があります。ライフキネティックでは、完璧にできるまで何度も行なうようなことはしません。

次も先ほどの順番で行ないますが、最初の文字が大文字か小文字かで動きが変わります。大文字の場合は、動かす手の側を示し、小文字の場合は、動かす足の側を示します。つまり、左記のようになります。

Left =左手のボールを上へ投げ、右足を前に出す

left =左足を前に出し、右手のボールを上へ投げる

Right ＝右手のボールを上へ投げ、左足を前に出す

right ＝右足を前に出し、左手のボールを上へ投げる

このルールを読んだら、すぐにエクササイズを行なってください。

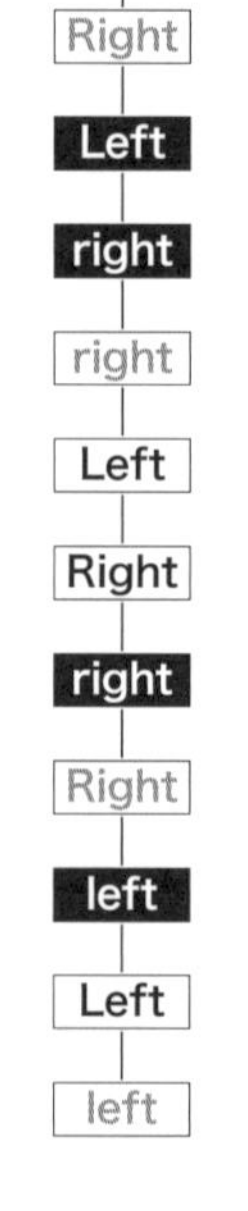

さあ、早く！　早く！

ほかのバージョンも行なう時間は、まだ十分にあるはずです。ところで、先ほどの配列の文字に色分けされていることを不思議に思ったのではないでしょうか。

今回は、その色に意味づけしていきます。

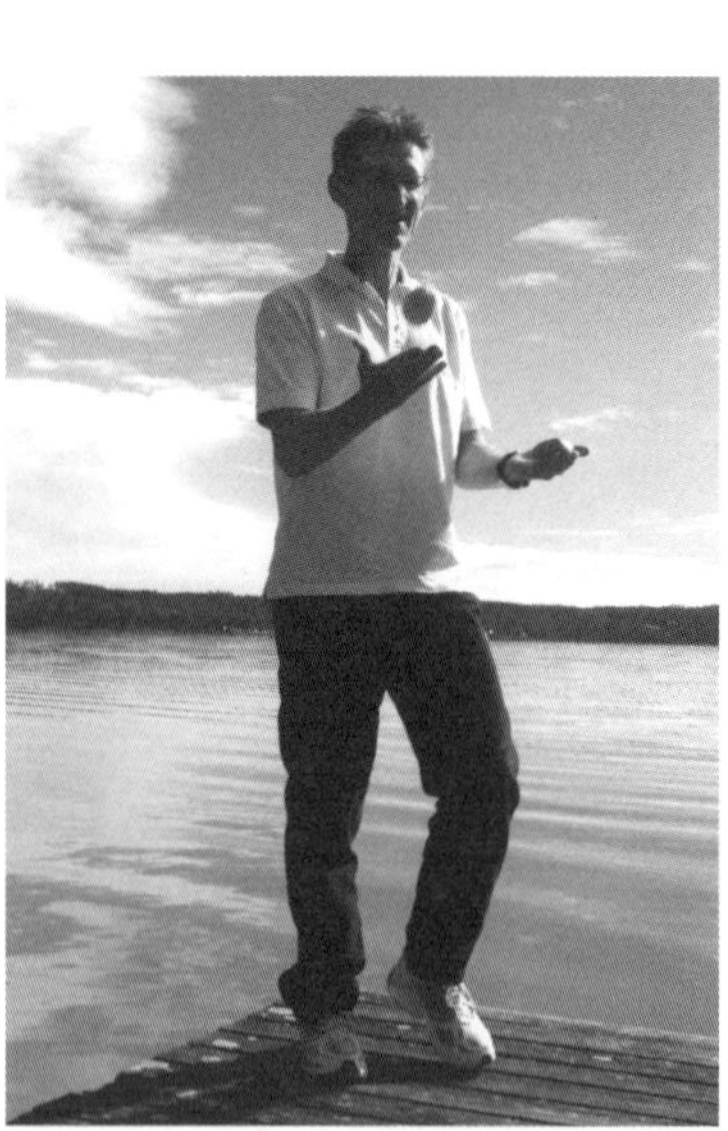

グレーの場合は、足を前ではなく後ろに出し、白の場合は、足を横に出します。大文字と小文字のルールも適用していきます。

ほかの人が配列を読み上げる場合は、その人に「大文字」と「小文字」のどちらなのか、また何色であるのか言ってもらいましょう。もう少しわかりやすくするために、例を挙げておきます。

4番目の「left」の最初の文字は小文字で、文字がグレーになっています。ですから、動かす足が左側で、足を後ろに出すという意味になります。つまり、こうなります。

左足を後ろに出し、右手のボールを上へ投げる

すべて理解できたら、始めてみましょう！　スタート！

11・5 高齢になると、なぜ認知症になるのか？

調査報告

アルツハイマー病や認知症に関する調査

世論調査機関「フォルザ」が2013年に「DAK」（公法人の医療保険金庫）から委託を受けて行なった調査で、回答者の半数以上が、将来、アルツハイマー病あるいは認知症になるのではないかと不安に感じていることが明らかになった。「現代の流行病」といわれることの多いアルツハイマー病。この病気に対して不安を抱えている人は、がんに次いで2番目に多かった。

2011年に、アルツハイマー・ヨーロッパ（ヨーロッパ各国のアルツハイマー病関連組織で構成されている国際団体）とハーバード公衆衛生大学院（アメリカ、ボストン）が共同で、「不安に思うこと」についてアンケートを実施したところ、アルツハイマー病と答えた人がポーランドでは3番目に多く、それ以外のアメリカとフランス、ドイツ、スペインでは2番目に多かった。

不安に思う根拠については、回答者の75％が「認知症になっている人を知っているから」と答え、そのうちの30％は「家族に認知症患者がいる」と答えた。ドイツでは、自宅で介護を受けている要介護者はおよそ190万人で、その半数が認知症患者である。

認知症の診断を受けてから8年後には、その患者の90％が介護施設に入所する。ドイツ連邦保健省の2015年の報告によると、ドイツにおける認知症患者は160万人、そのうちの98％が66歳以上だという。アメリカとカナダのデータによると、45～65歳の10万人につき5～20人が認知症を発症しているというデータもある。このデータにもとづいて計算すると、ドイツで認知症と新たに診断される人は、1日につき65歳以下ではおよそ20人、66歳以上では800人ということになる。

そして、ドイツアルツハイマー協会の2016年の報告によると、なんと2050年までにドイツの認知症患者は300万人以上になるといわれている！


アルツハイマー病と認知症の違いがよくわからないという人もいるかもしれません。認知症とは、認知機能の低下と関連のあるさまざまな症状の総称です。そうした症状を引き起こす病気は50以上あり、そのうちの1つがアルツハイマー病です。

ただ、認知症の患者の約3分の2がアルツハイマー病であるため、認知症とアルツハイマー病を同義語として使用している場合も多く見られます。

一方、認知症の中で2番目に多いのが「血管性認知症」です。アルツハイマー病では、変性したタンパク質の塊が脳に蓄積して、脳細胞同士の情報伝達がうまくいかなくなり、脳細胞が死滅していくことで認知症の症状が起こってきますが、血管性認知症では、脳の血流障害によって認知症の症状が現れてきます。

20世紀の初めには、まだ認知症についてまったく知られていませんでした。認知症はとくに高齢者に見られるため、より多くの人がより長く生きられるようになったことで、明るみに出てきたのです。ここ130年の間に寿命はほぼ2倍になり、それだけ認知症の問題が深刻になってきています。世界中の神経科学者の約20%が認知症について研究していますが、今のところ完治させる治療法は見つかっていません。

また、アルツハイマー病の原因となるタンパク質が、ある特定の条件下で、医療行為によってほかの人の細胞に伝染する可能性も示唆されており、これによると、アルツハイマー病は感染性があるということになります。

ほとんどの科学者らはこの説を認めていませんが、まったく正しくないとも言っていません。いずれにせよ、認知症患者がさらに増え続けることは確実です。

しかし、認知症を自らの手でつくってしまっていることも多いのです。あまり動かず、ソファーに手足を投げ出して座り、どうでもよい内容のテレビ番組をダラダラと見ていて、新しいことを始めようとしない人が多くいますが、このようなことをしていると、たいてい早くに脳の機能が低下していきます。これまでしてきたことをしなくなったり、新しいことに挑戦しなくなったりすると、それまでに新しくつくられた脳細胞は使われることなく死滅し、ずっと使ってきた脳細胞も使われることがなくなり死滅していきます。

こうして、認知症のための基盤をつくってしまうのです。そうならないようにしなければなりません。

研究報告

記憶トレーニングと精神運動トレーニングを組み合わせた検証

1998年にすでにフリードリヒ・アレクサンダー大学（ドイツ、エアランゲン）のヴォルフ・ディーター・オスヴァルト教授が「SimA」（高齢者の自立生活の維持と支援に関する研究）の一環として行なった研究で、記憶トレーニングに精神運動トレーニング（知覚がかかわる運動）を組み合わせて行なった被験者のみ、健康状態がよくなり、認知能力が上がったことが認められている。

さらに、認知症であっても、症状の改善が見られたという。オスヴァルト教授は、「記憶トレーニングと精神運動トレーニングを組み合わせて行なえば、脳の老化を食い止め、記憶力を改善することができる。それにより、自立した生活をより長く送ることができ、軽度の認知症であっても、症状が改善したり進行がゆるやかになったりする」と結論づけている（2007年、ヴォルフ・ディーター・オスヴァルト教授らの報告より）。

コロンビア大学（アメリカ、ニューヨーク）のヤーコフ・スターンが命名した「コグニティブ・リザーブ」（2002年の報告より）、つまり「認知的予備力」を高めておけば、認知症になるのを遅らせることができるという研究報告が増えてきています。正確にいうと、認知症の症状が現れるのを遅らせることができるのです。

ニューロイメージング研究所（イタリア、ローマ）のラウラ・セーラらが2015年に軽度の認知症患者を対象として行なった研究によると、数か月にわたって身体と脳を使う活動を多く行なったグループでは、認知症が進行した患者はほんのわずかしかいなかったそうです。

この患者たちは、散歩や編み物、楽器の演奏、新しい言語の学習、旅行、読書、他者との交流を積極的に行なっていました。ただ、この患者たちの脳の白質における病変の程度は、非活動的なグループと変わりませんでした。

要するに、脳の白質に病変があっても、脳を活性化して「コグニティブ・リザーブ」を高めておけばそれだけ、その病変が症状として現れにくくなるということです。

ライフキネティックのトレーニングは、記憶トレーニングと運動トレーニングが組み合わされており、さらに記憶以外の認知機能と知覚を鍛える要素も含んでいます。

ですから、まさにこの「コグニティブ・リザーブ」を高めて、脳の老化のプロセスを阻止することができるといえるでしょう。

さらに、ライフキネティックのトレーニングには、ほかのトレーニングとは一線を画す「楽しめる」という特別な要素も含まれています！

トレーニング後に、高齢の参加者の多くが「これほど笑ったのはすごく久しぶりだ」と言ってくれます。

「楽しい」という気持ちは、生きる喜びにつながります。歳を重ねるごとに「楽しい」という気持ちを感じることが少なくなっていきますが、ライフキネティックによってそのような生活を変えることができるのです。

私がボルシア・ドルトムントのクロップ監督と初めて話をしたときには、まだライフキネティックに関する科学的なデータがありませんでした。それをクロップ監督に伝えたところ、クロップ監督はこう言ったのです。

「私にはそのようなデータは必要ない！　このトレーニングのコンセプトとエクササイズを知れば、このトレーニングにはデメリットがまったくなく、メリットしかないことがよく理解できる。どれほどの効果があるのかは、始めてみなければわからないが、すでに確かであることは、このトレーニングはとても楽しめるものであるということだ。それだけでも行なう価値はある！」と。

クロップ監督は、18〜35歳の選手に対するトレーニングについて語っていますが、これと同じことが、60歳以上の人たちのトレーニングにもいえるでしょう！

体験者の声

認知症の妻の認知能力が明らかによくなった

▼ヘルムート・バルゲル

「私の妻マルギットは認知症で、すでに進行した状態なのですが、2013年からアドルフェ・ディオプさんの下でライフキネティックのトレーニングを受けています。そのトレーニングを開始してから数週間後には、妻の認知能力が明らかによくなったのです。

その間に、2〜3の基本エクササイズとそのバリエーションを行なっただけなのですが、以前よりも話しかけに応じるようになり、電話や玄関のチャイムに反応するようになりました。それまでは、そういったことにほぼ反応せず、自分の世界に閉じこもっていたのです。

そして今では、家族の昔のことを思い出すことができるようにまでなりました。私が家族について話したり家族の写真を見せたりすると、妻はその人に関連のあることや思い出を語れるようになったのです」

第 12 章

子どもからお年寄りまで同じことができるライフキネティック事例集

よりよい生活を目指す7のプロジェクト

２００５年にライフキネティックが始動してから、私たちライフキネティックチームは多くの経験を積み、その間にさまざまなコンセプトを確立し、ライフキネティックを広めることができました。この章では、そうしたライフキネティックの発展に寄与した、各分野の事例を紹介したいと思います。

12・1 クロキ幼稚園——子どもの能力が驚くほど進歩

すばらしいプロジェクトが、オーバープファルツ地区のノイトラウブリングで実現しました。その地にあるクロキ幼稚園にライフキネティックを導入してもらうことができたのです。

クロキ幼稚園は、「子どもの個性を認め、伸ばしていくことが大切であり、子どもを身体的にも精神的にも成長させていくべきである」という方針にもとづいて子どもたちを教育しています。

このプロジェクトにより、クロキ幼稚園の園児がライフキネティックを行なえるようになっただけでなく、先生たちもライフキネティックの10分間プログラムを職場で行ない、ストレスに打ち勝つ力や創造性、記憶力を上げることができるようになりました。まさに一石二鳥です。

クロキ幼稚園の理事長であるダニエラ・ギールは、こう話してくれました。
「先生も子どももライフキネティックを行なうことができ、子どもは楽しみながら学び、大人は楽しみながらエクササイズできるなんて、ワクワクしてきます！」。

小さな子どもでもライフキネティックのエクササイズをすることができ、それにより子どもの能力も驚くほど進歩します。そのことを、クロキ幼稚園の先生であるフランツィスカ・ラングも実感しているようです。彼女は次のように語ってくれました。
「私たちは習ったエクササイズを園児の年齢と能力に合わせたものに変えていきました。今では、ライフキネティックのエクササイズを行なうことが私たちの日課になっており、子どもたちの教育にも活用することができています。子どもたちがつねに新しいことに挑戦できるように、私たちはエクササイズのバリエーションを増やし続けています。

ただ、ライフキネティックの〝うまくできないエクササイズをすべきだ〟というコンセプトは、私にとってまったく新しい教育の視点だったため、最初はそのコンセプトをエクササイズにうまく反映させることができませんでした。でも、しばらくして気づいたのです。『うまく行なうことにこだわらなければ、気楽に物事を学ぶことができる』ということに。ライフキネティックを取り入れてから1年が経ちましたが、子どもたちも先生方も毎日エクササイズを楽しんで行なうことができています」

12・2 「託児所にスポーツを」プロジェクト――子どもたちの可能性を広げたい

私たちは、すばらしいプロジェクトにかかわることができました。それは、シュポルトシェック社〔ドイツのスポーツ用品メーカー〕が進めている「託児所にスポーツを」というプロジェクトです。これは、地域コミュニティーの中で子どもたちに運動の楽しさを味わってもらおうという趣旨のソーシャルプロジェクトです。このプロジェクトにはミュンヘン工科大学（ドイツ、ミュンヘン）がかかわっており、ライフキネティックも2011年から参画しています。

アルペンスキーのワールドカップ優勝者であり、「託児所にスポーツを」プロジェクトとライフキネティックのそれぞれのアンバサダーであるフェリックス・ノイロイター選手が、ライフキネティックとこのプロジェクトを結び合わせてくれたのです。

ノイロイター選手は次のように語っています。

「私は、これまで多くの方々に支えてもらってきましたが、年齢的にも、今度は私がその恩返しをする番だと思っています。ですから、『託児所にスポーツを』プロジェクトに参画して、子どもたちにスポーツの楽しさを伝え、子どもたちの可能性を広げたいと考えたのです。その際、競技選手としての経験を参考にしました。ライフキネティックは、心身ともに鍛えることのできるトレーニングプログラムで、数年前から私だけでなく、多くのトップアスリートのトレーニングに導入されています。

ライフキネティックのメソッドにもとづいてトレーニングを行なうと、短期間のうちに成績が上がり、自分の限界をつねに超えていくことができます。このことは子どもにもいえると思いました。

こうしたライフキネティックの要素を託児所の運動プログラムに組み込むことができるように、私はライフキネティックのスクールトレーナーの資格を取り、『託児所にスポーツを』プロジェクトを通じてライフキネティックを伝えていくことにしたのです」

12・3 イップス・アン・デア・ドナウ——失敗が前進するために必要なステップ

イップス・アン・デア・ドナウ（オーストリアの都市）の学校でのすばらしいプロジェクトによって、ライフキネティックの可能性をさらに広げることができました。この学校のスポーツ教師であるザビーネ・ライターとクリスティアン・ハーブスは、学校の生徒約７００人が毎日ライフキネティックの10分間プログラムを行なうことができるように授業計画を立て、２０１３年2月から実行しています。これにより、この学校は「オーストリア北東部の州でスポーツと運動をもっとも愛好する職業教育高等学校」として表彰されました。

この10分間プログラムは、生徒の受けもいいようです。この学校の生徒であるジーモン・ホフバウアーは、「10分間のエクササイズの後は、授業の内容が頭によく入ってきます。だから、10分間授業が短くなっても、その分をすぐに取り返せるから問題ないです」と言ってくれました。

また、生徒会長であるミヒャエル・ホーファーも「授業の合間のこの10分間で緊張をほぐすことができ、その後にまた頑張ろうと思え、集中力も上がるんです」と生徒を代表して語ってくれました。

最近、この学校は、通常の50分間の授業を10分間短縮して「10分間レッスン」という特別授業を開設し、生徒一人一人がいくつかのレッスンの中から好みのレッスンを選択して受講できるしくみをつくりました。その1つにライフキネティックレッスンがあり、とても人気があるそうです。このような取り組みが評価され、この学校は今や、「個性を重んじ、才能を開花させるモデル校」に指定されています。

これらの取り組みの発起人であるクリスティアン・ハーブスは、実現するまでに非常に苦労したものの、その甲斐はあったと感じているようです。彼の言葉から、そのことがうかがえます。

「学校は楽しい場所でなければなりませんが、失敗してはいけないということを教えるような教育では、生徒に学校が楽しい場所だと思ってもらうことは難しいでしょう。そこで、ライフキネティックを授業の合間に行なってみたところ、私が求めているような楽しさを生徒が感じてくれ、それだけでなく、〝失敗することはたいして悪いことではなく、むしろ、さらに前進するために必要なステップだ〟ということを生徒に理解してもらうこともできました。それによって生徒は以前よりも気楽に、かつより集中して授業に臨めるようになりました。その効果は成績にも表われています」

12・4 母子生活支援組織——子どもと親が同じことに挑戦

2009年に、母子病院〔家庭生活に原因がある病気の治療を行なう病院〕で構成されるドイツ最大の私立母子病院団体から、キーム湖沿いにあるアルペンホーフ病院の2つの治療コースでライフキネティックを紹介したいとの話をいただきました。

1つは子どもと母親が一緒に参加するコースで、もう1つは9〜15歳の12人の子どもが参加するコースです。この2つのコースの子どもたちはADHD（注意欠如・多動性障害）でした。このコースを実現させた後、参加した子どもたちと親だけでなく、付き添いの先生からも非常によいフィードバックをいただいたのです。そのおかげで、それから少し経ったころには、私立母子病院団体に加入しているすべての病院が、ADHDの治療手段の1つとしてライフキネティックを取り入れるようになりました。

ライフキネティックでは、子どもと親が同じことに挑戦するので、親子の関係性が改善する可能性があります。また、子どもはトレーニングによって以前よりもはるかによく周りの意見を聞けるようになるため、ほかの治療の効果も上がります。

12・5 ドイツスキー連盟——頭脳を鍛えて身体を鍛える

フェリックス・ノイロイター選手は、ライフキネティックをトレーニングに取り入れてから短期間のうちに驚くほどの成果を上げました。そこで、ドイツスキー連盟のアルペンスキー・ディレクターであるヴォルフガング・マイアーが、すぐさまライフキネティックに着目したのです。

最初、スキー競技団体は各々で、フェリックスが実践していたエクササイズをまねて行なっていましたが、正しいトレーニングを行なったほうが時間的にも組織を円滑に運営するためにもよいということにすぐに気づきました。

そこで、ドイツスキー連盟は、それらの競技団体をいくつかのグループに分け、各グループにつき1人のトレーナーにライフキネティックトレーナーの正規の教育を受けてもらうことにしたのです。こうして２００９年には、選手らはライフキネティックについて正しい教育を受けたトレーナーの下で定期的にトレーニングを受けることができるようになりました。

ヴォルフガング・マイアーは、こう言っています。

「ドイツスキー連盟はつねに、選手の能力をさらに上げる新しい策がないかと目を光らせています。そうした中、２００８年にライフキネティックのことを知り、すぐにトレーニングプログラムに導入しました。その理由の１つは、このトレーニングによって頭脳を鍛えることができるからであり、もう１つは身体を鍛えることができるからです。

重要な大会でメダルを取ることができるかどうかは、頭脳が大きく関係してきます。ですから、当時、とくに頭脳を鍛える要素をトレーニングに取り入れたいと思っていたのです。

選抜チームの選手を選ぶ際に年々、より感じるようになってきたのは、一般的なスポーツ教育を受けてきた選手のレベルが低くなってきているということです。昔は、自然の中や学校で動き回ったり、いろいろな刺激を受けたりすることで、意図しなくてもいろいろな分野の能力を鍛えていましたが、今ではそのようなことを意図的に行なわなければなりません。運動のための基本的な能力を後づけし、それを計画的に伸ばしていくことが必要なのです。

子どもと青少年がこの分野の能力を伸ばすために、ライフキネティックは重要な役割を果たしてくれています。私たち指導者は、将来有望な若者に対して、つねにその潜在能力をできる限り引き出そうとしていますが、通常の競技トレーニングにライフキネティックの技法と課題を組み合わせることで、足りない能力を鍛え、それにより潜在能力をうまく発揮させることができるのです」

その後これを手本に、ドイツホッケー連盟やドイツハンドボール連盟、ドイツ空手連盟など多くのスポーツ連盟がライフキネティックを導入しました。

12・6 ボルシア・ドルトムント——競技能力を向上させる効果がある

2008年の秋にクロップ監督がボルシア・ドルトムントのトレーニングにライフキネティックを導入した後、ほどなくして同クラブのほかの指導者も、ライフキネティックがプロの主要メンバーだけでなく育成選手のためにも欠かせないトレーニングであることに気づきました。

ボルシア・ドルトムントのスポーツディレクターであるミヒャエル・ツェルクは、ライフキネティックを導入した理由について次のように語っています。

「若いサッカー選手の中には、非常に有能であってもプロの試合ではまだ通用しない選手が大勢います。そのような選手の多くは、状況をすぐに把握する能力が十分ではないため、プロの試合のスピードについていくことができないのです。

私を含めこのクラブの指導者らは、ライフキネティックにはその把握力を上げ、選手らの競技能力を向上させる効果があると考えています。

ですから、私たちはこの革新的なトレーニング法をプロの主要メンバーのトレーニングだけでなく、育成選手のトレーニングにも導入することにしました。育成選手にも最善のスポーツ教育を提供すべきだと思っています」

一方、ボルシア・ドルトムントの最高経営責任者であるハンス・ヨアヒム・ヴァッツケは、当初ライフキネティックの導入に賛同していませんでした。しかし、後にその考えを改め、2010年の終わりに私にこう言っています。

「確かに、私は当初ライフキネティックのことをよく思っていなかったが、今は、私が間違っていたことを認めなければならないね。このクラブがこれほどの成果を上げたということは、ライフキネティックが非常に効果的なトレーニングであるということだからね」

今では、ライフキネティックはドイツの多くのサッカークラブのトレーニングに導入されていますが、それだけではなく、海外のサッカークラブやプロ養成施設のトレーニングに取り入れられています。その中には、ドイツ1部リーグのFCシャルケ04やFCアウクスブルク、

ＴＳＧホッフェンハイム、ＲＢライプツィヒ、イギリスのリヴァプールＦＣ、オランダのＦＣトゥウェンテ、オーストリアのＳＫラピッド・ウィーン、スイスのＦＣザンクト・ガレン、スウェーデンのＢＫヘッケンといったクラブが名を連ねています。

12・7 インジョイ・ダンメ――どの年齢層でもトレーニングの効果が得られて楽しめる

理学療法士であり、ドイツのダンメにあるフィットネスクラブ『インジョイ・ダンメ』のオーナーでもあるマティーアス・タイルマンは、２００９年、彼のクラブで会員だけでなく会員以外の人も利用できるコースを提供したいと考えていました。

そこで、彼は子どもを対象にライフキネティック教室を開いたのです。すると、すぐにその周辺地域で「お教室スタジオ」としてよく知られるようになってきました。なぜなら、ここに通っている子どもたちの成績が明らかに伸びてきたからです。

その周辺の学校の先生も、学習に問題のある子どもを持つ親にライフキネティック教室を勧めるようになりました。

やがて、この子ども向けレッスンは週に10回も行なわれるようになり、子どもを送り迎えする親が、待ち時間に自分もトレーニングしようと思い始め、会員になりました。また、スタジオの会員も子どもたちが楽しそうにトレーニングする様子を見て、ライフキネティックのトレーニングを受けたいと言い出したのです。

そのためマティーアス・タイルマンは、まずはシニア向けのライフキネティックコースを開設しました。このコースには、今も開設時とほぼ同じメンバーが参加しており、その中でもっとも年齢が低い方は78歳です。筋金入りのライフキネティカーであるマティーアス・タイルマンは、「ライフキネティックの魅力的な点は、どの年齢層でもトレーニングの効果を得ることができ、皆同じように楽しめるという点ですね。私のスタジオでは、シニアも子どもも同じエクササイズを行なっています。同じエクササイズでどちらの能力も鍛えることができるなんて夢みたいな話ではないですか。世代を超えて行なうことができるトレーニングでは、私が知っている中でライフキネティックが最良のトレーニングだと思います」と語ってくれました。

あとがき

最後に、本書の第3章でお話しした「あなたのタイプ」をもう一度振り返ってみましょう。このタイプによって、あなたが今後どのように進んでいけばよいのかがわかります。

あなたが「野心的な人」であれば、あなたの目標は「自分自身を日々向上させること」。「満足している人」の目標は、「今の生活レベルを維持すること」。そして、今の生活に心から満足することのない「探し求めている人」の目標は、「生活を変えること」です。

ただ、どのタイプであっても、その目標を達成するためには何らかの行動を起こさなければいけません。

数字選択式宝くじ「ロト」の申込カードを持っていたとしても、その数字を選ばなければ、当然、当選することがないのと同様に、行動を起こさなければ、目標を達成することはできません。

あなたにとって、本書は「ロト」の申込カードのようなものであり、つまりよりよい生活への入場券なのです。あなたは自らの手でその数字を選ばなければなりません。幸せは自らの手でつくっていくものなのです。自分がよいと思ったことをして、それをライフキネティックと共に強く推し進めてください。

ここで、私の「まえがき」を思い出しませんでしたか?

私はその中で、「本書によってあなたは、生活を改善したり、生きがいのある生活をより長く送ったりすることができるようになるでしょう」と語りました。

そして、「本書の最後に、この私の言葉が大げさだったか、あなたに尋ねるでしょう」とも言ったはずです。

では、聞いてみましょう。あなたは私の言葉が大げさだったと思いますか?

- Stetka, B. (2017). Futter fürs Hirn. *Gehirn und Geist,* (1), 12-19.
- Suchoff, I. B. & Petito, G. T. (1986). The efficacy of visual therapy: accommodative disorders and non-strabismic anomalies of binocular vision. *Journal of the American Optometric Association, 57,* 119-25.
- Sünram-Lea, S. I., Foster, J. K. & Durlach, P. et al. (2001). Glucose facilitation of cognitive performance in healthy young adults: Examination of the influence of fastduration, time of day and pre-consumption plasma glucose levels. *Psychopharmacology 157,* 46-54.
- Von Hopffgarten, A. et al. (2011). Entdeckungsreise durch das Gehirn. *Gehirn & Geist Spezial,* (1).
- Von Hopffgarten, A. et al. (2011). Neurone & Co. *Gehirn & Geist Basiswissen,* (2).
- Walter, O. (2011). *Intelligenz.* Zugriff am 4.5.2017 unter http://www.verhaltenswissenschaft.de/Psychologie/Personlichkeit/Intelligenz/intelligenz.htm
- Westendorp, M., Hartman, E., Houwen, S., Smith, J. & Visscher, C. (2011). The relationship between gross motor skills and academic achievement in children with learning disabilities. *Developmental Disabilities: A Multidisciplinary Journal,* (11-12), v32 n6, 2773-2779.
- Wienecke, E. & Nolden, C. (2010). *Auswirkungen von Life Kinetik® auf die Cortisolausschüttung und Herzfrequenz während psychischen Stresssituationen (hier: Wettkampf) und der Koordination am Beispiel Leistungssport Golf.* Unveröffentlichtes Pilotprojekt, Saluto – Kompetenzzentrum für Gesundheit und Fitness in Deutschland.
- Wolf, F. & Wolf, A. (2014). *Beurteilung der Wirksamkeit „Der täglichen Life-Kinetik®-10-Minuten-Bewegungspause“ im Hinblick auf das Präventionsprinzip „Förderung von Entspannung“.* Unveröffentlichte Pilotstudie, YourPrevention™.
- Wolf, F. & Wolf, A. (2014). *Beurteilung der Wirksamkeit des Life-Kinetik®-Präventionskurses „Entspannung = weniger Stress“ im Hinblick auf das Präventionsprinzip „Förderung von Entspannung“.* Unveröffentlichte Pilotstudie, YourPrevention™.
- World Health Organization (2008). *School policy framework, implementation of the WHO global strategy on diet, Physical Activity And Health.* Zugriff am 2.3.2017 unter http://www.who.int/dietphysicalactivity/SPF-en-2008.pdf
- Wulf, D., Abt-Zegelin, A., Bertram, A. M., Dauck, H. & van den Berg, F. (2007). *Alterungsprozesse und das Alter verstehen.* Zugriff am 4.5.2017 unter http://www.verhaltenswissenschaft.de/Psychologie/Personlichkeit/Intelligenz/intelligenz.htm
- Zittlau, J. (2011). *Immer mehr Kinder haben motorische Defizite.* Zugriff am 6.5.2017 unter https://www.welt.de/gesundheit/article12394371/Immer-mehr-Kinderhaben-motorische-Defizite.html
- The 1986/87 Future of visual development/performance task force. Special report: The efficacy of optometric vision therapy. *Journal of the American Optometric Association 1988,* 59, 95-105.
- Vision, learning and Dyslexia. A joint organizational policy statement of the American Academy of Optometry and the American Optometric Association, Optometric Extension Program Foundation, Inc., 1921 E. Carnegie Ave., Ste. 3-L, Santa Ana, CA 92705-5510, Copyright © 1995, Optometric Extension Program Foundation, Siehe auch: http://www.oep.org

- OECD (2016). *PISA 2015 – Ergebnisse im Fokus.* Zugriff am 5.5.2017 unter http://www.oecd.org/berlin/themen/pisa-studie/PISA_2015_Zusammenfassung.pdf
- Oswald, W. D., Rupprecht, R. & Hagen, B. (2007). *Bedingungen der Erhaltung und Förderung von Selbstständigkeit im höheren Lebensalter (SIMA).* Friedrich-Alexander-Universität Erlangen-Nürnberg, ipg Institut für Psychogerontologie der Universität Erlangen-Nürnberg.
- Pauli, C. (2015). *Das Gehirn.* Köln: Fackelträger.
- Penka, G., Loschan, S., Linder, M. & Dieterle, P. (2009). *Projektbericht Life Kinetik® – Gehirntraining durch Bewegung.* Unveröffentlichter Projektbericht, Universität der Bundeswehr München, Institut für Sportwissenschaft und Sport.
- Preuss, H., Alfs, C. & Ahlert, G. (2012). *Sport als Wirtschaftsbranche. Der Sportkonsum privater Haushalte in Deutschland.* Wiesbaden: Springer Gabler.
- Reus, C. (2013). *Aufmerksamkeit und Reaktionsgeschwindigkeit in Abhängigkeit eines Life-Kinetik®-Trainings bei 12-jährigen Nachwuchsathleten.* Unveröffentlichte Magisterarbeit, Technische Universität Darmstadt, Institut für Sportwissenschaften.
- Retzbach, J. (2015). Das Geheimnis des Fingerspitzengefühls. *Gehirn und Geist, (9),* 35-40.
- Riby, L. M., Law, A. S., Mclaughlin, J., et al. (2011). Preliminary evidence that glucose ingestion facilitates prospective memory performance. *Nutrition Research, 31* (5), 370-377.
- Schaper, M. et al. (2011). Die Signale unseres Körpers. *GEOkompakt, Nr. 26.*
- Schaper, M. et al. (2013). Unsere Sinne. *GEOkompakt, Nr. 36.*
- Schaper, M. et al. (2015). Jung im Kopf! *GEOkompakt, Nr. 44.*
- Schramm, S. (2017). *Auswirkung eines neu entwickelten Präventionsaugentrainings auf die visuelle Leistungsfähigkeit.* Unveröffentlichte Bachelorarbeit, Ernst-Abbe-Hochschule Jena, B. Sc. Augenoptik/Optometrie.
- Sczepek, J. (2011). *Visuelle Wahrnehmung.* Norderstedt: Books on Demand.
- Serra, L. et al. (2015). Cognitive reserve and the risk for Alzheimer's disease: A longitudinal study. *Neurobiology of Aging, 36,* 592-600.
- Shors, T. J. (2010). Sein oder nicht sein im Gehirn. *Spektrum der Wissenschaft* (8), 34-39.
- Simons, H. D., Grisham, J. D. (1987). Binocular anomalies and reading problems. *Journal of the American Optometric Association, 58,* 578-587.
- Singer, W. (1999). Neuronal synchrony: A versatile code for the definition of relations? *Neuron, 24,* 49-65.
- Son, S.-H. & Meisels, S. J. (2006). The relationship of young children's motor skills to later reading and math achievement. *Merrill-Palmer Quarterly, Vol. 52,* Iss. 4, Article 6.
- SportScheck GmbH (Hrg.). (2010). Sport im Hort und Life Kinetik. *Wir machen uns für Kinder stark. Was machst Du?* 48-49.
- Stahnke, A. et al. (2015). Unser Gehirn. *Spektrum der Wissenschaft Spezial,* (3).
- Stahnke, A. et al. (2016). Unsere Sinne. *Spektrum der Wissenschaft Spezial,* (3).
- Stenger, C. (2013). *Warum fällt das Schaf vom Baum?* Frankfurt: Campus.
- Stern, Y. (2002) What is cognitive reserve? Theory and research application of the reserve concept. *Journal of the International Neuropsychological Society, 8,* 448-460.

- Kattenstroth, J. C., Kalisch, T., Holt, S., Tegenthoff, M. & Dinse, H. R. (2013) Six months of dance intervention enhances postural, sensorimotor and cognitive performance in elderly without affecting cardio-respiratory functions. *Front Aging Neurosci, 5,* 5. doi: 10.3389/fnagi.2013.00005.
- Kempermann, G., Kuhn, H. G. & Gage, F. H. (1997). More hippocampal neurons in adult mice living in an enriched environment. *Nature, Vol. 386* (493-495).
- Kempermann, G. (2016). *Die Revolution im Kopf.* München: Droemer.
- Kempton, M., Ettinger, U. et al. (2011). Dehydration affects brain structure and function in healthy adolescents. *Human Brain Mapping, 32* (1), 71-79.
- Klemm, K. & Hollenbach-Biele, N. (2016). *Nachhilfeunterricht in Deutschland: Ausmaß – Wirkung – Kosten.* Zugriff am 5.5.2017 unter https://www.bertelsmannstiftung.de/fileadmin/files/BSt/Publikationen/GrauePublikationen/Nachhilfeunterricht_in_Deutschland_160127.pdf
- Knieps, F. & Pfaff, H. (Hrsg.). (2016). *BKK Gesundheitsreport 2016: Gesund und Arbeit. Zahlen – Daten – Fakten.* Berlin: Medizinisch-Wissenschaftliche Verlagsgesellschaft.
- Kristensen, T. S. et al. (2005). The Copenhagen Psychosocial Questionnaire — a tool for the assessment and improvement of the psychosocial work environment. *Scand J., Work Environ Health., 31,* 438-449.
- Kuzawa, C. W., Grossman, L. I., Lipovich, L., Muzik, O., Hof, P. R., Wildman, D. E . . . & Lange, N. (2014). Energetic costs and evolutionary implications of human brain development. *Proc Nat Acad Sci. 111* (36), 13010-5.
- Lange, M., Butschalowsky, H. G., Jentsch, F., Kuhnert, R., Schaffrath, Rosario, A., Schlaud, M. & Kamtsiuris, P. (2014). Die erste KiGGS-Folgebefragung (KiGGS Welle 1), Studiendurchführung, Stichprobendesign und Response. *Bundesgesundheitsblatt* (57): 747-761. DOI 10.1007/s00103-014-1973-9. Berlin: Springer.
- Lein, E. & Hawrylycz, M. J. (2015). Die genetische Kartierung des menschlichen Gehirns. *Spektrum der Wissenschaft Spezial* (3), 56-61.
- Liberman, M. C. (2016). Versteckter Hörverlust. *Spektrum der Wissenschaft Spezial* (3), 25-31.
- Lichtman, J. et al. (2016). Im Dschungel der Neurone. *Gehirn und Geist,* (12), 54-59.
- Livingstone, M. S., Rosen, G. D., Drislane, F. W. & Galaburda, A. M. (1991). Physiological and anatomical evidence for a magnocellular defect in developmental dyslexia. *Proc. Natl. Acad. Sci. USA, Vol. 88,* 7943-7947.
- Lutz, H. (2014). *Untersuchungs-Ergebnisse Präventionskurs „Entspannung = weniger Stress".* Unveröffentlichte Fallstudie, Life Kinetik® Seminarzentrum.
- Lutz, H. (2017). *Besser Fußball spielen mit Life Kinetik®* (3. Auflage). München: BLV
- Maples, W. C. (2003). Visual factors that significantly impact academic performance. Northeastern State University, College of Optometry, Tahlequah, Oklahoma. *Optometry, Vol. 74,* No. 1. 35-49.
- Maurer, C. (2014). *Verbesserung der Ausführung der sportlichen Technik und visuellen Wahrnehmung durch ein „Life Kinetik®"-Training im Fußball.* Unveröffentlichte Masterarbeit, Fachhochschule Wiener Neustadt.
- Mohr, J. (2006). *Im Gleichklang der Kräfte.* Augsburg: Edition Erfolg.

- Gras, P. (2011). *Untersuchung zur spieltaktischen Leistungsfähigkeit im Handballsport und Life Kinetik®*. Unveröffentlichte Diplom-Arbeit, Sporthochschule Köln, Institut für Kognitions- und Sportspielforschung.
- Grobe, T. G., Bitzer, E. M. & Schwartz, F. W. (2013). *BARMER GEK Arztreport 2013.* Schriftenreihe zur Gesundheitsanalyse Band 18, (125-224). Zugriff am 6.5.2017 unter https://www.barmer.de/blob/37498/b9048801692f51c000ca13857d8d8a5a/data/pdf-arztreport-2013.pdf
- Grünke, M. (2011). Die Effekte des Life Kinetik®-Trainings auf die Aufmerksamkeitsund die Fluide Intelligenzleistung von Kindern mit gravierenden Lernproblemen. *Heilpädagogische Forschung, Band 37,* Heft 1, 2-12.
- Haas, C. S. & Scholz, M. (2011). *Qualitative Untersuchung des Einflusses von Life Kinetik® auf die kognitive Leistungsfähigkeit bei Grundschülern.* Unveröffentlichte Hausarbeit, Universität Augsburg, Institut für Sportwissenschaft.
- Haas, H.-J. (2007). Sport im Alter – Leistungsphysiologie. In van den Berg, F. et al., *Angewandte Physiologie, Physiofachbuch Band 6 Alterungsprozesse und das Alter verstehen* (S. 387-397). Stuttgart: Georg Thieme Zugriff am 6.5.2017 unter http://www.beck-shop.de/fachbuch/leseprobe/9783131409010_Excerpt_005.pdf
- Hanser, H. et al. (2011). Faszinierendes Gehirn. *Spektrum der Wissenschaft Dossier,* (2).
- Harvard School Of Public Health & Alzheimer Europe (2011). *Five-Country Alzheimer's Disease Survey.* Zugriff am 4.5.2017 unter https://www.hsph.harvard.edu/news/press-releases/alzheimers-international-survey/alzheimers_topline/
- Helstrup, T. & Haghfelt, T. (1998). Konvergenstræning: Symptomreduktion og langtidsvirkning; *Optikeren,* maj - juni 1998, nr. 3, Zugriff am 28.1.2017 unter http://www.privatsyn.dk/wdownloads/pdf_filer/torben_cv/optikerenmajjuninr3.htm
- Hennessey, D., Iosue, R. A. & Rouse, M. W. (1984). Relation of symptoms to accommodative infacility in school-age children. *American Journal of Optometry and Physiological Optics, 61,* 177-83.
- Hirler, S. (2014). *Handbuch Rhythmik und Musik.* Freiburg: Herder.
- Hoffmann, E. (2007). *Wie wirken sich Schäden des Sensoriums auf die Schulleistungen aus? Das Projekt Schnecke,* Zugriff am 3.5.2017 unter http://schnecke.inglub.de/dokumente/Ergebnisse-Schulnoten.pdf
- Hottenrott, K. & Neumann, G. (2016). *Trainingswissenschaft – Ein Lehrbuch in 14 Lektionen.* Aachen: Meyer & Meyer.
- Hoyland, A., Dye, L. & Lawton, C. L. (2009). A systematic review of the effect of breakfast on the cognitive performance of children and adolescents. *Nutrition Research Reviews 22,* 220-243.
- Jaeggi, S. M., Buschkuehl, M., Jonides, J. & Perrig, W. J. (2008) Improving fluid intelligence with training on working memory. *PNAS, 105* (19), 6829-6833. doi: 10.1073/pnas.0801268105.
- Karvonen, M., Kentala, K. & Mustala, O. (1957) The effects of training heart rate: A longitudinal study. *Annales Medicinae Experimentalis et Biologiae Fenniae, (35),* 307-315.

- Bundesministerium für Gesundheit (2015). *Pressemitteilung: Erste WHO-Ministerkonferenz zu Demenz.* Zugriff am 4.5.2017 unter http://www.bundesgesundheitsministerium.de/presse/pressemitteilungen/2015/2015-1-quartal/who-ministerkonferenz-zu-demenz.html#c839
- Cooper, J. (1998). Summary of research on the efficacy of vision therapy for specific visual dysfunctions. State University of New York. *State College of Optometry.*
- DAK-Gesundheit (2013). *Demenz macht Deutschen immer mehr Angst.* Zugriff am 4.5.2017 unter https://www.dak.de/dak/bundesthemen/demenz-1331360.html
- Dalla Bella, S. & Tillmann, B. (2015). Der Rhythmus des Gehens. *Gehirn und Geist, (1),* 44-49
- Demirakca, T., Cardinale, V., Dehn, S., Ruf, M. & Ende, G. (2016). The exercising brain: Changes in functional connectivity induced by an integrated multimodal cognitive and whole-body coordination training. *Neural Plast. 2016:* 8240894 Volltext frei.
- Dennison, P. E. & Dennison, G. E. (2004). *Brain-Gym Lehrerhandbuch.* Kirchzarten: VAK.
- Deutsche Alzheimer Gesellschaft e. V. (2016). *Informationsblatt 1: Die Häufigkeit von Demenzerkrankungen.* Zugriff am 4.5.2017 unter https://www.deutsche-alzheimer.de/fileadmin/alz/pdf/factsheets/infoblatt1_haeufigkeit_demenzerkrankungen_dalzg.pdf
- Eberle, U. (2013). Ich fühle, also bin ich. *GEOkompakt, Nr. 36,* 64-74.
- Eriksson, P. S. et al. (1998). Neurogenesis in the adult human hippocampus. *Nature Medicine, Bd. 4,* Nr. 11, 1313-1317.
- Ettinger, U. (2014). *Wie viel Flüssigkeit am Tag braucht das Gehirn?* Zugriff am 2.5.2017 unter https://www.dasgehirn.info/aktuell/frage-an-das-gehirn/wieviel-liter-fluessigkeit-am-tag-braucht-das-gehirn
- Feltes, F. (2011). *Entwicklung und Durchführung eines Konzeptes zur Verbesserung der motorischen und kognitiven Fähigkeiten durch Bewegungspausen – Integration von Life Kinetik®-Übungen in den Unterricht einer 6. Klasse.* Unveröffentlichte Examensarbeit, ZfsL Vettweiß.
- Fersch, S. (2012). *Trinken: Hören Sie auf Ihr Durstgefühl.* Zugriff am 7.2.2017 unter http://www.apotheken-umschau.de/Ernaehrung/Trinken-Hoeren-Sie-auf-Ihr-Durstgefuehl-191765.html
- Fisch, J. (2000) *Licht und Gesundheit – Das Leben mit optischer Strahlung.* Ilmenau: Technische Universität Ilmenau Eigenverlag.
- Giebel, C. (2016). Besser leben mit Demenz. *Gehirn und Geist, (3),* 12-17.
- Gould, E. et al. (1999). Neurogenesis in the hippocampal formation. *Nature Neuroscience, 2, 260-265. Und Spektrum der Wissenschaft, 1999* (7), 32.
- Graf, C., Koch, B., Klippel, S., Büttner, S., Coburger, S., Christ, H., Lehmacher, W., Bjarnason-Wehrens, B., Platen, P., Hollmann, W., Predel, H.-G. & Dordel, S. (2003). Zusammenhänge zwischen körperlicher Aktivität und Konzentration im Kindesalter – Eingangsergebnisse des CHILT-Projektes. *Deutsche Zeitschrift für Sportmedizin, Jg. 54* (9), 242-246.

参考文献

- Abbott, A. (2016). Ist Alzheimer ansteckend? *Gehirn und Geist, (11),* 58-64.
- ADAC e. V. Berechnung des Anhaltewegs. Zugriff am 11.10.2016 unter https://www.adac.de/_mmm/pdf/Verkehr_und_Mathe_Anhalteweg_45164.pdf
- Bear, M. F., Connors, B. W. & Paradiso, M. A. (2006). *Neuroscience. Exploring the brain.* Baltimore, Philadelphia: Lippincott, Williams & Wilkins.
- Beck, F. (2005). Dopaminerg vermittelte Ausbildung interner Bewegungsrepräsentationen. *Sportwissenschaft, 35* (4), 403-414.
- Beck, F. (2008). Sportmotorik und Gehirn. *Sportwissenschaft, 38* (4), 423-450.
- Beck, F. & Beckmann, J. (2009a). Werden sportmotorisch relevante Handlungs-Effekt-Verknüpfungen über dopaminerge Neuromodulation vermittelt? *Deutsche Zeitschrift für Sportmedizin, 2,* 36-40.
- Beck, F. & Beckmann, J. (2009b). Die Bedeutung striataler Plastizitätsvorgänge und unerwarteten Bewegungserfolgs für sportmotorisches Lernen. *Sportwissenschaft, 40* (1), 19-25.
- Beck, R. W. (2008). Randomized clinical trial of treatments for symptomatic convergence insufficiency in children. *Arch Ophthalmol., 126* (10), 1336-1349.
- Bernhard, E. (2015). Melodien für Körper und Geist. *Gehirn und Geist, (1),* 38-43.
- Bickel, H. (2014). *Die Häufigkeit von Demenzerkrankungen. Das Wichtigste 1 – Informationsblätter.* Zugriff am 27.3.2017 unter https://www.deutsche-alzheimer.de/fileadmin/alz/pdf/factsheets/infoblatt1_haeufigkeit_demenzerkrankungen_dalzg.pdf, 168-183.
- Blech, J. (2009). *Heilen mit Bewegung.* (S. 168-183). Frankfurt am Main: Fischer.
- Blessing-Kapelke, U. (2014). *Zahlen, Daten, Fakten – Wer treibt Sport in welchem Alter?, PDF zu 6. Tagung Becker-Stiftung in Köln.* Zugriff am 12.3.2017 unter http://www.becker-stiftung.de/wp-content/uploads/2014/06/UteBlessing-Kapelke.pdf
- Bös, K. (2007). *Motorische Aktivität und Leistungsfähigkeit von Kindern – Bundesweite Ergebnisse.* Zugriff am 3.5.2017 unter https://www.dlrg.de/fileadmin/user_upload/DLRG.de/Fuer-Mitglieder/Ausbildung/Symposium/Symposium_DLRG_2007_Vortrag_Prof._Dr._Boes.pdf
- Bös, K., Opper, E., Worth, A., Oberger, J., Romahn, N., Wagner, M. & Woll, A. (2007). Motorik-Modul: Motorische Leistungsfähigkeit und körperlich-sportliche Aktivität von Kindern und Jugendlichen in Deutschland. *FoSS-Newsletter (7).* Zugriff am 6.5.2017 unter https://www.sport.kit.edu/foss/img/content/Newsletter_Juli_2007.pdf
- Bundesanstalt für Arbeitsschutz und Arbeitsmedizin (2017). *Volkswirtschaftliche Kosten durch Arbeitsunfähigkeit 2015.* Zugriff am 5.5.2017 unter https://www.baua.de/DE/Themen/Arbeitswelt-und-Arbeitsschutz-im-Wandel/Arbeitsweltberichterstattung/Kosten-der-AU/pdf/Kosten-2015.pdf;jsessionid=73DC60C68FBB7ACCE364FCEB87CE4E8D.s2t2?__blob=publicationFile&v=2
- Bundesinstitut für Arzneimittel und Medizinprodukte (2015). *Pressemitteilung: Methylphenidat-Verbrauch ist 2014 erneut zurückgegangen.* Zugriff am 5.5.2017 unter http://www.bfarm.de/SharedDocs/Pressemitteilungen/DE/mitteil2015/pm7-2015.html

［著者］

ホルスト・ルッツ Horst Lutz

体育教師やトレーナー、講師として長年、運動指導を行なってきた経験を活かし、「Life Kinetik®（ライフキネティック）メソッド」を開発。2007年からは、そのメソッドに基づいたトレーニングプログラムの普及に専念し、個人・教育施設・企業・競技スポーツ選手へのレッスンやコーチング、トレーナーの教育に取り組む。

クライアントには、サッカー監督のユルゲン・クロップ、アルペンスキー選手のフェリックス・ノイロイター、ボルシア・ドルトムントを始めとするブンデスリーガのサッカークラブ、ほかにもさまざまなスポーツのプロチームがいる。

このようなトップスポーツ界での成功を収めながらも、最大の目標として「すべての幼稚園、すべての学校、すべての企業、すべての高齢者施設にLife Kinetik®を提供し、誰にでも有効なLife Kinetik®によって、みんなが潜在能力を発揮すること」を目指している。

［訳者］

繁田香織（しげた・かおり）

翻訳家。青山学院大学文学部史学科（ドイツ史専攻）卒。ハイデルベルク大学留学後、ドイツやオーストリアにおいて、世界陸上競技選手権大会などのコーディネーターや通訳者として活動。帰国後、メディカルトリビューン社で約20年間、医師向け医学新聞に掲載するドイツ発の最新医学会発表や論文の選定、翻訳、校正、編集を行なう。現在は、幅広い分野の翻訳に従事し、医学ジャーナリストとしても活動している。訳書に『自然の力で治す』（サンマーク出版）などがある。

Life Kinetik® 脳が活性化する世界最先端の方法

2020年8月26日　第1刷発行
2020年9月9日　第2刷発行

著　者——ホルスト・ルッツ
訳　者——繁田香織
発行所——ダイヤモンド社
〒150-8409　東京都渋谷区神宮前6-12-17
https://www.diamond.co.jp/
電話／03･5778･7233（編集）　03･5778･7240（販売）

装丁————井上新八
本文デザイン—大谷昌稔
製作進行———ダイヤモンド・グラフィック社
印刷・製本——勇進印刷
編集担当———武井康一郎

ISBN 978-4-478-10887-1